逆龄之路

钟婉——著

新华出版社

图书在版编目（CIP）数据

逆龄之路 / 钟婉著. -- 北京 : 新华出版社, 2025. 5.
-- ISBN 978-7-5166-7938-8

Ⅰ. R173-49

中国国家版本馆CIP数据核字第20256TL169号

逆龄之路

著者：钟婉

出版发行：新华出版社有限责任公司

（北京市石景山区京原路8号　邮编：100040）

印刷：北京天恒嘉业印刷有限公司

成品尺寸：145mm × 210mm　1/32　　印张：8.5　　字数：182千字

版次：2025年5月第1版　　印次：2025年5月第1次印刷

书号：ISBN 978-7-5166-7938-8　　定价：68.00元

推荐序

科学逆龄，重塑生命活力

《逆龄之路》是一部融合科学深度与人文温度的抗衰指南。钟婉女士以20年亲身实践为基底，从“黑珍珠逆袭白月光”到“产后138斤重塑苗条精”，用真实蜕变诠释了抗衰老并非玄学，而是系统性的生命科学。作为一名长期在生物科学领域深耕的女性科研者，我深切共鸣于书中传递的理念：女性抗衰的本质，是一场对生命的重新赋权——它不仅是对生理的修缮，更是打破社会凝视、重建自我认知的觉醒之旅。

书中以细胞代谢为锚点，构建“抗衰金字塔”，从肌肤、骨骼到免疫、卵巢，层层拆解衰老密码。紫外线被喻为“无形杀手”，糖化是“甜蜜陷阱”，端粒则是“生命倒计时”……这些生动的比喻让复杂的科学机制跃然纸上。女性健康研究中一直存在被忽视的地方：从雌激素波动对端粒损耗的加速效应，到孕期线粒体代谢的重编程机制，女性抗衰的复杂性远超男性，却鲜有研究为其量身定制方案。钟婉以实践填补了这一空白，她的探索是对女性生命科学的致敬。

本书的可贵之处，还在于不避讳试错历程：盲目节食、过度医美、焦虑求快……这些坦诚分享为读者筑起避坑路标。而精准的营养补剂方案、懒人运动计划、抗衰检测清单，则提供如私人健康顾问般的个性化指南。拒绝将健康外包给医美机构，用知识武装自己，成为身体的第一责任人。

在“快美学”盛行的当下，本书直击逆龄的本质：不是对抗时间，而是通过科学认知与持续行动，唤醒细胞活力。它拒绝将抗衰等同于昂贵护肤品或高风险手术，转而倡导主动健康管理——均衡饮食、规律运动、心理调适的协同作用，才是青春常驻的密钥。作为一名母亲兼科研工作者，我尤为推崇书中对“生殖衰老”的前瞻性关注。从卵巢保养到围绝经期干预，作者用数据证明女性可以在生育与衰老的夹击中，夺回对生物钟的定义权。

《逆龄之路》的价值远远超越抗衰本身。它用科学语言重写女性叙事：我们的皱纹不必是妥协的印记，而可成为智慧的纹路；我们的白发无需染成青春的伪装，而能闪耀阅历的银芒。愿每位女性读者在此书中，都能找到与时间和解的勇气，在细胞焕活与灵魂成长的共振中，书写独一无二的生命诗篇。

陈雪平博士

欧盟注册毒理学专家

清华珠三角研究院生物大数据中心常务副主任

香港大学研究生导师

前 言

亲爱的女士，很高兴带你开启一段“逆龄”旅程。

逆龄不是让你变成10年前的样子，而是让你找到更好的自己。这本书中，我会分享这20年一路走过来，生了三个孩子，瘦了23斤，白了几个色号的历程。我靠的不只是毅力和勇气，还有那颗永远想自我迭代、不断变美变强的心。希望你看完这段故事，能像我一样，找到属于自己的逆龄之路！

为什么要逆龄？

很多女士问我：“你现在皮肤又白又细，身材像二十几岁的小姑娘，是不是天生丽质呀？”这句话我不认同。我年轻时可是个黑丫头，皮肤黑、身材胖。当时我没想过什么逆龄，什么保养，我想要变得美丽，却没有找到方法。但后来，生活让我彻底明白了：你不保养，衰老可不会放过你。

当妈的都知道，生孩子对女人的影响真的太大了。我有三个孩子，体会特别深。记得第一次生孩子，我才26岁。第一次怀孕没有经验，我孕期天天吃各种补品，整个人都肿起来，体重噌噌往上涨，还得了妊娠糖尿病，临盆时体重破150斤！你没看错，身高160厘米的我，曾拥有150多斤的体重。那时候感觉自己的腿骨都承受不起这个“生命之重”，随时可能骨折。生产完，孩子才6斤，我还有138斤。生完孩子后的我，每天都围着孩子转，看着镜子里的自己面色暗沉，一脸的油光和痘痘，腰腹上的肉像堆肥似的垂着，不再有自信。

那时候我还没有觉醒，以为一个女人当了妈妈后，就该有妈妈的样子。我没有想去改变，因为我觉得生育过的女人不可能变回原来少女般的样子！

时隔一年，我生下了老二。由于刚生完老大，身体还没完全恢复，就马上又怀孕生子了，所以这一次身体状态更不堪入目。皮肤问题接踵而来，色斑、暗沉、细纹几乎占据了我整个脸。而身上的皮肤更松了，肥肉更多了。

我告诉自己：我要改变，我一定要活得越来越好看！于是开始了第一次逆龄行动：减肥、瘦身、调理身体。我尝试了很多方法，节食、运动、保健品、按摩等，那时候可算是“走火入魔”，什么都愿意试。记得最拼命的一次，我连续3个月每天跳郑多燕的瘦身操，每天跳到汗流浃背、腿发软，但就是凭着这份不服输的劲头，我减掉了23斤，重新找回了苗条的身材。

针对脸上的斑点，我那时拼命找美白补剂、护肤品，什么烟酰胺、维C、光子嫩肤、化学换肤，一一试过。记得最夸张的一次，我用了超高浓度的维生素C，结果面部红肿过敏，3个月后才恢复。那时我才明白，美白也不能着急，关键在于内调+外养，循序渐进。我开始研究口服抗氧化补剂，慢慢地从内在改善肤色，最终白了多个色号，皮肤变得细腻通透。别人说我“白到发光”，就是从那时候开始的。

第三次生孩子那一年，我30岁了。这一次是自我迭代的一次重大考验。当时公司面临着危机，团队都希望我归队一起作战，渡过难关。我必须要从幕后走到幕前，要开始学习拍照和拍摄短视频。可是看看那个时候的自己：“气球肚”，身材臃肿、精力不济。我狠下心肠：一定要改变现状！那时我开始研究如何科学地调理身体，研究营养补剂、间歇性禁食、生酮饮食等方法，效果非常好。特别是间歇性禁食，让我在短时间内恢复了精力，皮肤状态也得到了大幅改善。

逆龄，把自己活成高光剧本

有的二三十岁女性也许觉得逆龄是遥远的事情，觉得还年轻，身体没毛病，皮肤也还行。可是我想告诉你们，“逆龄”应该从现在开始，从你当下的选择开始！要想美丽不老，就得从今天起做对自己的富养，重新认识自己的美与健康。

有人问，富养自己是不是买买买、用最好的化妆品、去最贵的医美店？其实不是，逆龄的“富养”是一种生活态度。你要学会宠爱自己，给自己最好的照顾。每天挤出时间运动、健康饮食、多喝水、好好护肤，这些都是最基础的“富养”。如果你条件允许，尝试一些口服补剂，让自己变得更好，这也是一种对自己的富养。

我这些年“逆龄”下来，最深的感受是，女人就得对自己好一点。每一次的运动、每一瓶的精华、每一次的调理，都是在给自己投资。

我这些年尝试过各种逆龄方法，有成功的，也有失败的。为了减肥，我踩过坑，受过伤；为了美白，我过敏过，红肿过，尝试了无数产品；为了身体健康，我试过各种饮食疗法和运动方式。说白了，逆龄就是不断尝试，不断试错，不断找到最适合自己的方法。

可你们知道吗？我最不怕的就是走弯路，因为每一次尝试都是为了找到真正适合自己的东西。只要你敢开始、敢尝试，就一定会找到让自己更好的方法。所以，如果你也有一样的愿望，不要怕，不要犹豫，从今天起，开启你的逆龄之旅！

我的逆龄秘籍：科学、坚持、自我升级

我是一位美妆圈的探索者。这一路下来，我总结了一些自己的逆龄心得，分享给你。

首先，皮肤保养要做到内调+外养。内调的部分，别小看饮食和营养补剂，它们对皮肤状态的改善可是事半功倍的。例如，要想美白，可以补充维生素C等，不仅能让皮肤变亮，还能抗氧化、延缓衰

老。外养的部分，则要选对护肤品。温和、安全、成分有效的产品才是好产品。

其次，减肥和身材管理不是一朝一夕的事，需要科学运动和合理饮食。我20多年来一直保持有氧运动和力量训练结合，比如每周快走、跑步、骑自行车，搭配一些力量训练来增强肌肉，保持身体的线条感。另外，要想有效减脂的话，可以尝试间歇性禁食。它不仅能调节血糖，减掉多余脂肪，还能给身体一个排毒的时间。身材管理的秘诀就是坚持+科学，不要对自己太苛刻，但也不要松懈。

最后，逆龄除了要外在年轻，更要有一颗年轻的心。人们常说，“心态年轻，活得年轻”。价值是自己给的，你要学会爱自己，要给自己肯定。

每天给自己一份自信，你会发现，生活中的烦恼少了，幸福感多了。逆龄不只是外貌上的改变，更是内在的心理成长和自我升级。你要学会在生活中找到属于自己的乐趣，勇敢尝试新鲜事物，保持一颗好奇心，这样你就会一直保持年轻的状态。

我想告诉你，不管你现在多少岁，不管你觉得自己状态如何，逆龄的路上行动才是关键。想减肥，立刻开始运动；想美白，马上调整饮食；想健康，立即补充营养。不要拖延，不要犹豫，立刻行动，这是逆龄最好的开始！

逆龄不只是外表的改变，更是一种生活态度，是我们对自己的关爱和呵护。希望你在这本书的逆龄旅程中，能够找到属于自己的光芒，活得更自信、更快乐、更年轻！

目录

03 发量守卫：绸缎发养护指南

04 大脑减龄：让智慧成为最高级的性感

05 身材管理：逆龄也要“有型”

06 心血护航：保养你的“发动机”

07 肠胃养护：要长寿，先“肠”寿

08 骨骼抗衰：撑起不设限的人生

09/ 卵巢滋养：从养护“花芯”来固元

10/ 内分泌平衡：掌控你的荷尔蒙

11 免疫防线：你在岁月静好，它在负重前行

12 逆龄科技：医美“魔法”，先懂底线

01 综合型衰老

加速变老的隐藏杀手

人的一生都会经历生老病死。衰老，是我们每个人都逃不掉的话题，它悄无声息地潜入我们的生活，在我们眼角皱纹、头发花白、腰酸背痛的时候露出它的“真面目”。但是，你有没有发现，有的人老得快，有的人老得慢。都说岁月是把杀猪刀，但貌似对某些人特别眷顾，刀下留情。究竟是怎么回事呢？从本章起我就来跟大家聊聊衰老背后的秘密。

什么是衰老？从细胞到系统的变化

要理解衰老，得从细胞说起。我们每个人的身体都是由无数个细胞组成的，细胞就像是“生命的拼图”，它们负责维持我们的器官和系统的正常运转，让我们每天都充满活力。然而，随着年龄增长，这些细胞就像是“工厂里的机器”，慢慢会出现“磨损、老化”。可以说，衰老是从细胞层面开始，逐渐蔓延到组织、器官、系统的过程。

细胞衰老的表现包括细胞分裂能力下降、线粒体功能衰退、DNA修复能力减弱。在细胞无法及时更新、修复的时候，衰老的特征就会逐渐显现：皮肤变得松弛、暗沉，肌肉力量下降，骨骼变脆，关节僵硬，心血管系统也变得脆弱……这些身体上的变化，就是细胞、组织、器官“失去平衡”的外在表现。

而衰老还不止停留在身体表面。在我们身体内部，细胞间的通讯、内分泌系统、免疫系统都在不断调整和应对这种变化。比如，免疫系统的功能会随年龄增长而减弱，导致我们更容易生病。内分泌系统也会发生紊乱，导致激素水平失衡，影响我们的情绪、体力、睡眠质量。

全球公认 9 大衰老因素

说到衰老，我不得不提一篇非常经典的文献——2013年，《细胞》杂志发表了一篇关于“衰老诱因”的文章，从那时起，科学界对衰老的研究达到了一个新高度，相关论文发表数量更是达到了近60万篇。这里我总结了衰老的九大原因，带着你从头到尾过一遍，让你对“衰老”明明白白。

1. 基因不稳定性：细胞的 DNA 漏洞

基因就像是我们身体的“编程代码”，它们的完整性直接关系到细胞功能的正常运作。然而，我们每天都会受到外界化学物质、物理辐射的侵袭，还有内部氧化反应、DNA复制错误等问题，这些都会导致基因组不稳定。一旦基因被破坏，细胞就可能突变、衰老，甚至发展成癌症。

我给大家的建议是，少吸烟、少喝酒、少熬夜，远离那些容易引起基因损伤的辐射、污染，同时补充一些抗氧化营养素，能帮助稳定基因，保护细胞健康。

2. 端粒磨损：生命的倒计时

你听说过端粒吗？它就像染色体末端的“小帽子”，在细胞分裂时逐渐缩短。直到端粒磨损完，细胞就不能再分裂了，进入衰老或死亡的状态。科学家发现，端粒长度和寿命长短息息相关。因此，一种抗衰老的方向就是保持端粒长度，这也是“长寿基因”研究的关键之一。

3. 表观遗传变化：基因表达的“开关”

我们身体里的基因就像是一个巨大的开关系统，哪些基因被“打开”，哪些基因被“关闭”，这就是表观遗传的作用。随着年龄增长，表观遗传的调控变得混乱，很多“不该被打开”的基因被打开，而关键的健康基因却“沉睡”。比如，DNA甲基化、组蛋白修饰的变化，都会影响基因表达，导致细胞功能障碍。

4. 蛋白质稳态丧失：折叠的秘密

蛋白质是细胞的“小工人”，负责完成细胞的各种工作。然而，当蛋白质发生折叠错误、降解能力下降时，细胞里的这些“工人”就干不好活了。这就导致了很多衰老相关的疾病。比如阿尔茨海默病、帕金森病，就是因为错误折叠的蛋白质堆积在细胞里，损害了神经系统。

5. 营养感应失调：细胞“吃”对了吗？

细胞对营养的感应能力非常关键。年轻时，细胞能高效感知、调节营养状态，但随着年龄增加，这种感应能力下降，细胞会对营养过剩或不足做出错误响应，影响代谢、能量平衡。尤其是胰岛素/IGF-1信号通路，它的过度激活可能导致代谢紊乱，甚至加速衰老。因此，饮食上要特别注意，控制糖分，保持饮食均衡，对抗衰老非常重要。

6. 线粒体功能障碍：细胞的能量工厂出故障

线粒体被称为细胞的“能量工厂”，负责提供细胞需要的能量。然而，随着年龄增长，线粒体功能下降，氧化应激增加，这不仅导致细胞能量供应不足，还会引起炎症、细胞死亡。要想线粒体保持健康，运动是最好的“燃料”，还能激活线粒体，让细胞充满活力。

7. 细胞衰老：无法再生的细胞

当细胞经过一定次数的分裂后，就进入了“细胞衰老”状态，也就是无法再生，相当于细胞的“退休期”。这些老化的细胞不但不再分裂，还会释放炎症因子、酶，影响周围的细胞和组织，导致慢性炎症、组织纤维化。因此，要想抵抗细胞衰老，我们就要注意减少炎症，比如控制体重、抗氧化、减少糖分摄入。

8. 干细胞耗竭：组织更新的终结

干细胞是我们身体的“修复工”，它们可以再生、分化，帮助组织修复和更新。然而，随着年龄增长，干细胞的数量和功能逐渐下降，导致组织再生能力减弱。这就是为什么老年人伤口愈合得慢，器官功能下降。因此，保持干细胞的活力，就是保持身体的修复能力。

9. 细胞间通讯改变：信息的堵塞

细胞间通讯决定了组织和器官的协调功能。随着年龄增长，细胞之间的信息传递开始出现“噪声”，导致神经、激素、免疫信号紊乱。这种通讯障碍会影响生理过程，增加疾病风险。保持细胞间通讯顺畅，可以从均衡饮食、补充营养、情绪管理来着手，维护整体的系统平衡。

全身衰老的信号：听懂能救命！

1. 衰老是全身的系统性改变

很多女生一提到“衰老”，第一反应是“皮肤变老”。确实，皱纹、松弛、暗沉这些皮肤表面问题最容易被察觉到，也是让人最焦虑的“衰老”信号。但实际上，衰老远不止于皮肤表面的变化，它涉及从细胞到系统、从身体外部到内部的全面改变。

衰老是一个系统性的过程，从细胞、组织到器官，再到整个身体系统，都会受到影响。皮肤问题只是衰老的结果之一，而不是全部的衰老过程。

2. 皮肤：最早的警告灯

皮肤是我们身体最大的器官，也是最早显现衰老的地方。随着年龄增加，皮肤出现皱纹、松弛、干燥、色斑。这些都是皮肤胶原蛋白流失、真皮层结构受损、自由基氧化的结果。而很多女生容易把这些皮肤上的表现当作全部的衰老特征，认为只要护肤、涂抹保养品就能“抗衰”。护肤固然重要，但它只能改善皮肤的“表面现象”。

皮肤是我们身体内部健康的“镜子”，一旦你发现皮肤状态不好，那很可能是内部激素、营养、免疫都出了问题。因此，要真正对抗衰老，不能光盯着皮肤表面，还要关注身体的内部健康。

3. 肌肉和骨骼：沉默的力量减弱

随着年龄增长，身体里的肌肉和骨骼也在慢慢退化。比如，你可能会发现自己没力气了，搬个重物都喘不过气；或者腰酸背痛，站久了腿软，甚至容易摔跤。这其实是因为我们随着年龄的增长，肌肉量下降，骨密度降低。很多人到了中年以后，总觉得体力跟不上，甚至容易发生骨折，就是这个原因。

4. 代谢减缓：身体的能量工厂罢工

年轻的时候，我们的新陈代谢像一台高速运转的发动机，吃什么都不怕胖，精力旺盛得很！可是一过了30岁，你是不是发现体重开始不受控制，吃一点就长肉，而且还难减下去？这是因为基础代谢率下降了，身体消耗能量的能力减弱，脂肪更容易囤积。

5. 心血管：从小毛病到大问题

你有没有过胸闷、心悸、呼吸不畅？可能你会觉得这是因为工作压力大、熬夜所致，但实际上，这些都是心血管健康问题的信号。随着年龄增长，血管弹性变差，血脂、血压、血糖也容易失控，这些都会增加心血管疾病的风险。

6. 大脑：注意力、记忆力减退

大脑衰老所带来的后果严重。当你发现自己记忆力下降、注意力难以集中、反应变慢时，就得警惕了，这可能是大脑衰老的信号。随着年龄的增长，大脑的神经元数量减少，神经细胞之间的信号传递减弱，导致我们的认知能力、记忆力都在慢慢衰退。

以下是一张我总结的常见抗衰产品的原理分类图：

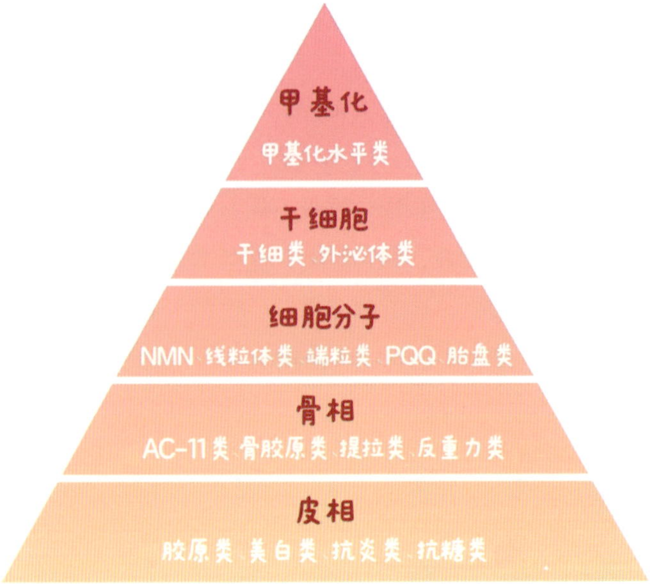

图1 抗衰金字塔

从第二章开始，我将带你一一展开，一起看看各个器官如何刹车逆龄！

02 肌肤保鲜

逆龄的第一道防线

你原以为这本书写的只是关于皮肤保养的方法，打开才发现皮肤只是其中一章。这是因为我们被现代营销文化影响得比较重，似乎抗衰=皮肤抗衰，皮肤抗衰=祛皱纹。实际上你从目录也可见一斑，抗衰是个系统性的工程，涉及身体的方方面面。不过，皮肤作为女人的第一大器官，的确是逆龄的第一道防线。松、垮、垂、色斑、暗沉，无一不是女人要对抗的天敌。

皮肤衰老“三巨头”：紫外线、氧化和糖化

1. 紫外线：无形的杀手，光老化的真凶

很多人以为紫外线就是让我们皮肤晒黑，那你对紫外线的理解太片面了。紫外线除了能晒黑，还能晒伤，而且还能晒老！紫外线是皮肤衰老的头号真凶，紫外线中的UVA和UVB，

看不见，摸不着，但它们会深入皮肤的真皮层，损坏你的胶原蛋白，让皮肤失去弹性，出现皱纹、松弛。而且，紫外线还会刺激黑色素增加，从而出现色斑，使得皮肤斑斑点点。所以千万别想着“不出太阳就不用防晒”，阴天、雨天也有紫外线，而且紫外线还能穿透建筑物，所以只要是白天，防晒霜你就乖乖涂。

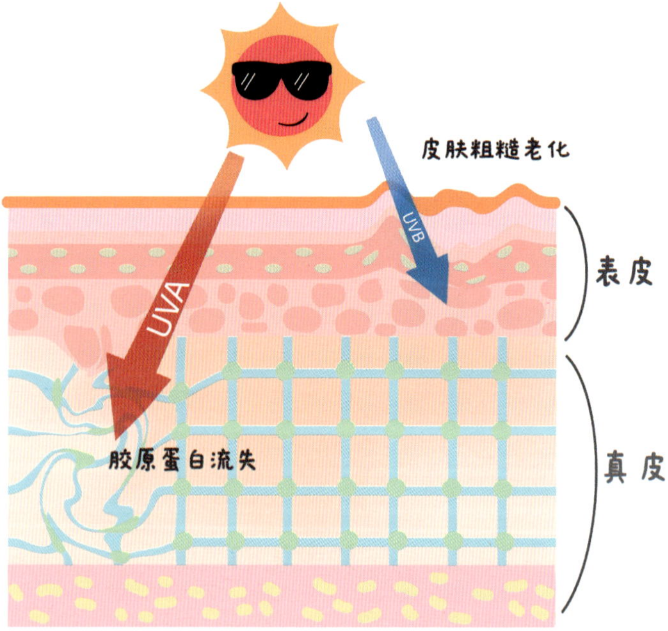

图2 紫外线破坏皮肤

2. 氧化：内在的敌人自由基

氧化是皮肤老化的内在重要因素，它有两个成因——内源和外源的。内源就是我们所说的“人会生老病死”，呼吸空气即一种氧化反应。外源指的是我们的行为造成的影响。都说“岁月是把杀猪刀”，这把“刀”说的就是氧化。它的核心是自由基的破坏作用。自由基是身体代谢过程中产生的不稳定分子，它们会攻

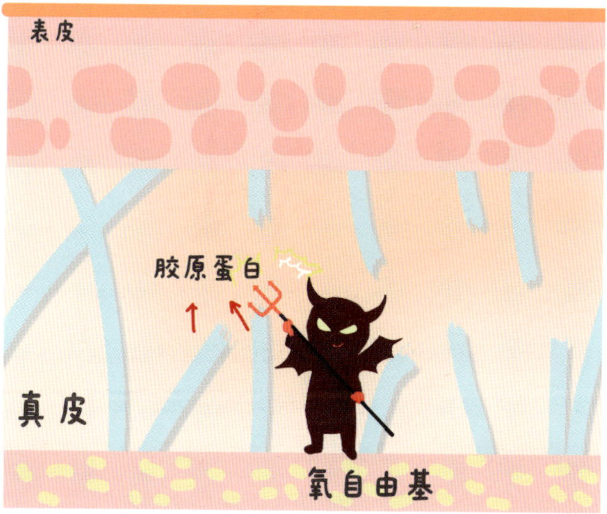

图3 皮肤杀手自由基

击皮肤细胞的DNA、蛋白质和脂质，造成细胞损伤，削弱皮肤的自我修复能力。氧化过程会分解皮肤中的胶原蛋白，导致皮肤弹性下降，出现皱纹、松弛等老化迹象。环境污染、压力、吸烟和不良的饮食习惯都会增加自由基的产生，加速皮肤的氧化损伤。

3. 糖化：皮肤里的甜蜜陷阱

你爱吃甜食吗？很多女生都爱吃甜食，甜食让我们产生多巴胺，吃完会有种幸福的感觉。不瞒你说，我也很爱吃甜食。但是为了健康，我尽量不吃了。先来说说糖，地球上最初没有甘蔗，人类祖先的身体里分解糖的基因本来不多。公元600年左右，甘蔗开始大量种植，糖才慢慢变成了人们的日常饮食。可以说，吃糖是弊大于利的。原本人体分解代谢糖的能力是有限的，但是每天的摄入量这么多，那多余的、无法分解和代谢的糖都去哪了呢？

“糖化”这个词最早兴起于日本。“美拉德风格”你大概听说过，是的，焦糖风。如果我们把肤色PS成焦糖色，你会不会很难受？简单说，就是你吃的糖分因为无法被分解，它跑到血液里，跟你皮肤中的胶原蛋白结合，搞出了糖化终产物AGEs。它会让你的胶原纤维变硬、断裂，皮肤失去弹性，皱纹一个劲儿地长，肤色变得暗黄无光泽。甜的东西当然好吃，但多吃就直接“甜蜜杀手”找上门。如果你年纪轻轻，脸上却出现了一些本不该在你这个年纪出现的暗沉、皱纹、斑点，极有可能是糖化现象。糖的可恶之处还不止于此，多余的糖分先跑去破坏你的胶原蛋白，如果还有更多的糖呢？慢慢累积就会出现糖尿病了。所以，爱吃甜食的你，要管住嘴啊！

总结一下，紫外线是阳光中的“无形杀手”，氧化是身体的“内在敌人”，糖化是“甜蜜陷阱”。要想保持皮肤状态良好，咱就得跟它们斗智斗勇——防晒、抗氧化、低糖饮食，一样不能少！

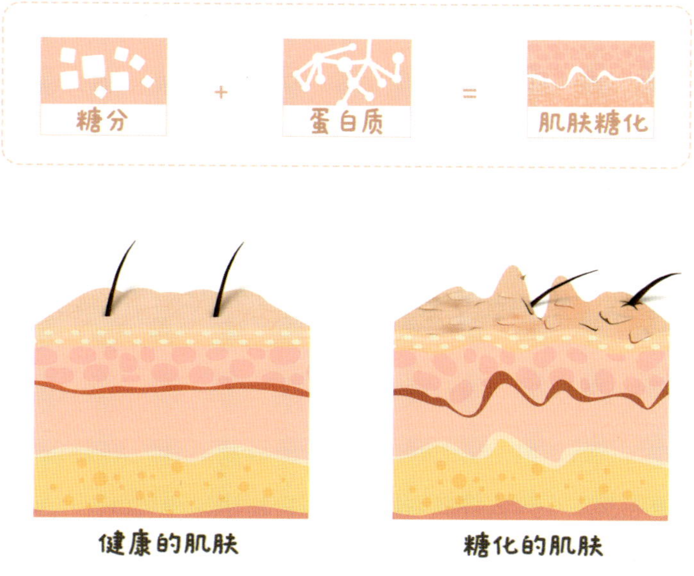

图4　肌肤糖化

内调：10 年美白奋斗史，打破暗、松、皱魔咒

要想抗击皱纹和皮肤松弛，除了日常的外部护肤，口服营养补充剂同样是有效的策略。外部涂抹的产品只能作用于皮肤表面，而从内部补充营养，则能从根本上改善皮肤结构，增强皮肤弹性，减轻皱纹和松弛。功效性口服补充剂为我们提供了一套全方位的抗衰老策略，它们从胶原蛋白合成、抗氧化、抗炎、保湿等多角度入手，帮你打破皱纹和松弛的魔咒，让肌肤保持紧致、年轻。

1. 紧致：维持和增强皮肤弹性

皮肤的弹性和紧致度与胶原蛋白息息相关，胶原蛋白占皮肤真皮层的70%以上。随着年龄增长，胶原蛋白流失加快，皮肤就会变得松弛、失去弹性，形成皱纹。口服胶原蛋白补充剂，可以为皮肤提供生成胶原蛋白的原料，促进胶原纤维的合成，增加皮肤厚度，减轻皱纹和细纹。25岁以后，我们自己生成胶原蛋白的速度已经赶不上我们每天流失胶原蛋白的速度了，所以补充胶原蛋白的最佳年龄是25岁以前。

◇ 胶原蛋白肽或三肽：选择小分子的胶原蛋白肽，特别是胶原三肽，它能被皮肤更好地吸收，直接进入真皮层，刺激胶原蛋白和透明质酸的生成，保持皮肤弹性和水润度。我从13年前开始口服胶原蛋白，记得当年买的第一罐口服胶原是来自日本的知名品牌。吃了两罐下来，我皮肤没有变好，反而胖了一圈。胶原蛋白的补充一定要小分子才是有效补充，大分子的没用，反而会让你长脂肪。

◇ 麦角硫因（Ergothioneine）：可以打开Ⅰ型、Ⅲ型胶原蛋白的基因表达，协同增效，让胶原密度增加的效果翻倍。

2. 抗氧化：中和自由基，保护皮肤细胞

要想打破皱纹和松弛的魔咒，还需要加速皮肤的修复和新生能力，让皮肤细胞保持活力。口服补充剂可以提供皮肤细胞生长所需的营养物质，维持健康的新陈代谢。

◇ 多酚类物质（葡萄籽提取物、绿茶提取物）：多酚类成分是天然的抗氧化物，能够有效对抗自由基的伤害。葡萄籽提取物中的原花青素和绿茶中的儿茶素，都有显著的抗氧化和抗炎作用，可以延缓皮肤老化过程。

◇ 维生素A及其衍生物（β胡萝卜素）：维生素A对皮肤细胞的新生和修复至关重要，它能刺激细胞分裂，保持皮肤细腻光滑。β胡萝卜素作为维生素A的前体，在体内可以转化成维生素A，促进细胞再生。

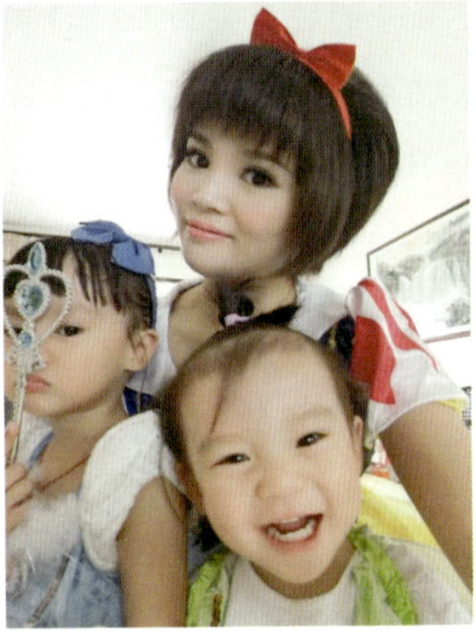

图5　29岁生二胎后脸部线条下坠

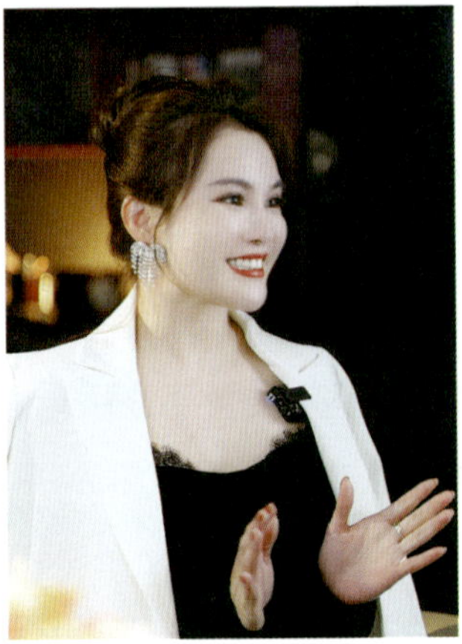

图6　40岁脸部状态

◇ 锌：锌是皮肤细胞分裂和再生必不可少的矿物质。它能调节皮脂腺分泌，减轻炎症，帮助皮肤恢复健康。同时，锌还能提升免疫力，减轻外界刺激对皮肤的伤害。

3. 保湿与抗糖化：锁住水分，防止胶原蛋白硬化

皮肤的干燥和糖化也是皱纹和松弛的元凶。口服保湿成分和抗糖化的营养素可以有效减轻这些问题，使皮肤保持水润、紧致。

◇ 透明质酸（玻尿酸）：透明质酸是一种强效的保湿成分，它能吸附比自身重量高数百倍的水分，帮助皮肤保持水润，减少干纹、细纹的产生。口服透明质酸可以帮助全身皮肤保持良

好的保湿状态。

◇ 肉桂提取物、槲皮素：糖化反应会导致胶原纤维硬化，形成皱纹。肉桂提取物和槲皮素等抗糖化成分，可以抑制AGEs（糖化终产物）的生成，保护胶原蛋白不受糖化损害，保持皮肤弹性。

要想打破皱纹和松弛的魔咒，从内到外的护理缺一不可。选择合适的口服补充剂，注重胶原蛋白合成、抗氧化、促进细胞新生、保湿与抗糖化，让皮肤从内部获得所需的营养，减缓老化速度！

4. 美白：全身发亮的关键

口服保健品不仅让你的面部，而且让全身的皮肤颜色整体提亮。近两年有不少口服美白产品，见效快、效果好，性价比更高。

（1）烟酰胺、高浓度维C和白藜芦醇

我的第一款口服美白产品是某牌美白丸。当时小小一包要800元，我吃了两三包，并没有期望中的效果。后来陆陆续续有很多美白口服的产品面世，有必要给护肤新手朋友科普一下。口服美白的产品一般有这几种成分：烟酰胺、谷胱甘肽、传明酸、VC、白藜芦醇、白番茄、麦角硫因。其中传明酸这一个成分的，建议不要去碰。传明酸在医学上是用作止血，所以口服传

明酸会影响月经量。所以你们听说过的，“美白丸会影响大姨妈”，这句话说得对，也不对。含有传明酸成分的口服品，长期服用会影响月经，但是其他成分不会。谷胱甘肽有很好的护肝排毒效果，VC还可以提升免疫力，白藜芦醇、白番茄、麦角硫因还能有抗氧化的效果。

我喝的第一款有体感的口服美白产品是中国台湾产的一款高浓度维C和白藜芦醇的产品，当初喝它并不是为了美白，而是为了增强免疫力。结果喝了几个月后，我发现皮肤不再那么黑，开始变得均匀、透亮。维生素C是一种强效抗氧化剂，可以抑制黑色素生成，促进皮肤代谢。而白藜芦醇能抑制酪氨酸酶活性，降低黑色素生成，让皮肤变白皙。

（2）白番茄与麦角硫因

我的美白真正的飞跃是从白番茄口服产品开始。38岁的某日，我去拜访一个朋友家，走到她家楼下的时候，她从7楼窗户里看到我，指着我跟她老公说：“老钟到了，喏，就是楼下那个白得发亮的女人。”隔着7层楼还能这么显眼，那会儿我才意识到白番茄的效果——富含番茄红素和类胡萝卜素，不仅天然防晒，还抑制黑色素生成，抗氧化力强。

而麦角硫因，被称为“终极抗氧化剂”，在体内抑制自由基、保护皮肤细胞，让我的皮肤变得白皙透亮。白番茄和麦角硫因的组合，真的让肤色提亮了好几度。我很感恩生在这样一个年代，有那么多有效的成分、产品，帮助我真的实现了肌肤逆袭！

（3）排毒与其他成分

我还服用过捷克的排毒产品，调节内分泌和排毒效果明显，直播间的观众都惊呼："你怎么白得这么快？"此外，蔓越莓和其他排毒产品也帮助清除自由基，改善肤色暗沉。

外养：比昂贵更贵的，是适合自己

从业20年，我被无数次问道："什么护肤品是最好的？"护肤品没有最好的，只有最适合你的。正所谓：甲之蜜糖，乙之砒霜。找到适合自己的护肤品，有三大原则。第一，皮肤健康优于美白抗衰，比如，你现在是过敏的，首要的一定要把过敏的问题解决，而不是美白抗衰。第二，根据皮肤状况做调整。比如，你今天出去户外暴晒了，那晚上一定是修复舒服为主。第三，根据天气状况做调整。比如，冬天你从南方来到了北方出差旅游，北方的冬天是非常干燥的，护肤就是注重保湿，添加油类的产品，要用上比较厚的面霜锁住水分。护肤讲究科学和自我体感，你的皮肤越来越好就是最好的成果。切忌盲目跟风，用在别人脸上好的，在你的脸上可能是一场灾难。

1. 保湿护肤

护肤是一场持久战，选择适合自己皮肤的功效成分才能事半功倍。市面上的护肤成分琳琅满目，而一些成分对抗衰老、保湿、亮肤的效果尤为显著。要想让你的皮肤状态保持年轻、光泽，以下四类成分值得你深入了解——抗氧化剂、肽类、A醇（视黄醇）、玻色因，每一种都有独特的作用，助你精准护肤。

（1）抗氧化剂：对抗自由基，延缓衰老

抗氧化剂是抵御皮肤氧化压力的“先锋战士”，它们通过中和自由基，保护皮肤细胞不受损害。自由基就像一群在你皮肤里捣乱的小坏蛋，它们破坏细胞结构，导致胶原蛋白流失，产生皱纹、暗沉、松弛。而抗氧化剂的作用就是帮你扫除自由基，减轻外界对皮肤的损伤，延缓皮肤衰老。

◇ 维生素C：它是经典的抗氧化剂，不仅可以抵御自由基，还能提亮肤色，帮助淡化色斑。白天使用VC产品还能加强防晒，避免紫外线对皮肤的氧化损伤。

◇ 维生素E：VE能滋润皮肤，缓解干燥，并和维生素C搭配起来能增强抗氧化效果，帮助皮肤对抗氧化应激，恢复弹性和光泽。

◇ 麦角硫因：最新一代的抗氧化剂，能够深入细胞线粒体

提供能量，而且可以保护细胞膜不被氧化损伤，促进细胞能量代谢，让皮肤更紧致、更有活力。

（2）肽类：刺激胶原蛋白，修复与紧致

肽类成分是护肤界的“修复工”，它们是由氨基酸构成的小分子，能进入皮肤深层，刺激胶原蛋白和弹性蛋白的合成。胶原蛋白随着年龄流失，皮肤就会开始松弛、出现皱纹。肽类产品通过促进胶原蛋白的合成，能帮助皮肤变得更紧致、更饱满。

◇ 类蛇毒肽：模拟蛇毒麻痹肌肉的原理，能起到类似肉毒素的效果，放松面部肌肉，减轻动态纹路，让皮肤看起来更平滑。

◇ 铜肽：这是一种特别受欢迎的肽成分，可以加速皮肤愈合、修复，促进胶原和弹性蛋白的生成，改善细纹、皱纹。

◇ 六胜肽：被誉为“抗皱小能手”，它可以帮助放松面部肌肉，减少动态表情纹，改善皮肤的弹性和紧致度。

（3）A醇：全能型抗老成分，细纹与暗沉的终结者

A醇（视黄醇）被认为是全能型抗老成分，它对细纹、皱纹、色斑、暗沉、痘痘几乎都有明显的改善作用。A醇能加速细胞更新，促进胶原蛋白生成，改善皮肤纹理，提亮肤色。但需要注意的是，A醇是一种刺激性较高的成分，可能会引起皮肤干燥、刺痛、脱皮。

初次使用A醇的人，一定要从低浓度、低频率开始，逐渐让皮肤适应。晚上使用，避免白天光照引起刺激。

使用A醇的同时，要做好保湿和锁水工作，搭配保湿精华、面霜可以缓解A醇带来的干燥问题。

（4）玻色因：胶原蛋白的“密友”，提升皮肤弹性

玻色因（Pro-Xylane）是一种从天然植物提取的成分，被称为“胶原蛋白的密友”。它能刺激胶原蛋白的生成，增加皮肤的饱满度和弹性，同时还能保湿、抗炎。玻色因对改善松弛、干纹、细纹有显著效果，是许多高端抗老产品的核心成分之一。

相比于A醇，玻色因的刺激性低，适合各种皮肤类型，温和耐受，敏感肌也可以尝试。长期使用会让皮肤变得更加紧致、饱满、柔嫩。

玻色因可以和抗氧化剂、保湿成分一起搭配使用，效果会更显著，能全方位提升皮肤质感。

2. 美白提亮

当一个人过分地追求一件事时，背后必然隐藏着强大的内驱力。而这种内驱力，往往源自内心深处的一段段刻骨铭心的记忆。我出生时肤色比一般宝宝深一些，医生抱给我母亲看，她看一眼说道：“这真的是我的孩子吗？”医生笑着道：“今天产房就您一位产妇呢。”后来爸爸也常开玩笑说，我像晒足太阳的小麦面包，总提醒我擦干净手再吃饭，因为他觉得我手背颜色深是玩泥巴没洗干净。

真正意识到自己肤色比较深是四年级的事。那时我喜欢上一个男生，他长得很帅，有点像我的偶像。当我鼓起勇气去表白时，他却直接说："我喜欢白净一点的女生。"这句话像块小石子投进心湖，让我开始频繁照镜子。渐渐地，我开始留意防晒霜和美白牙膏。在这个过程中，我发现变白一点似乎也挺适合我的。一开始美白，可能是希望这个男生喜欢我，后来纯粹是因为我自己喜欢。

当然，肤色无关美丑，自信才是高光。白有清辉，黑有釉彩，悦己即正义。有人选择美白，有人选择美黑，有人觉得自然也挺好。我的原则就是只要做这件事能让你更自信，那就去做。

从"黑珍珠"到"白月光"，我的美白之路从10岁一直走到40岁。从护肤到口服保健再到医美美白，我尝试了无数方法。市面上所有你见过的、未见过的美白手段，我可以大胆拍着胸脯说：咱都试过！现在我就将毕生所学倾囊相授。

（1）防晒霜：物理防晒、化学防晒、生物防晒、物化结合防晒、物化生结合防晒

只要尽量避免晒太阳，你的美白之路已经成功了一半了，这是最快捷、最省钱的方法。物理防晒一定要注重，帽子、长袖、遮阳伞，现在的防晒衣能做得无孔不入了。虽然穿着丑，但如果你不想晒黑，出门可以穿着。

◇ 物理防晒：单纯的物理防晒产品，原理是利用二氧化钛和氧化锌直接阻挡紫外线，好比给我们的脸上增加一面墙。所以不少人觉得物理防晒容易闷痘、厚重、油感重，但是它却不容易

致敏。

◇ 化学防晒：吸收紫外线并转化为热量，原理是紫外线与防晒产品里的防晒剂产生化学反应。优点是轻薄、舒适，缺点是容易致敏。

◇ 复合防晒：现在好的防晒产品一般是物化结合或者物化生结合，既能防UVA也能防UVB，对于敏感皮肤也很友好。还有一些加了各种舒缓成分和修复成分的产品，针对正在过敏的皮肤，做完医美术后也能使用。

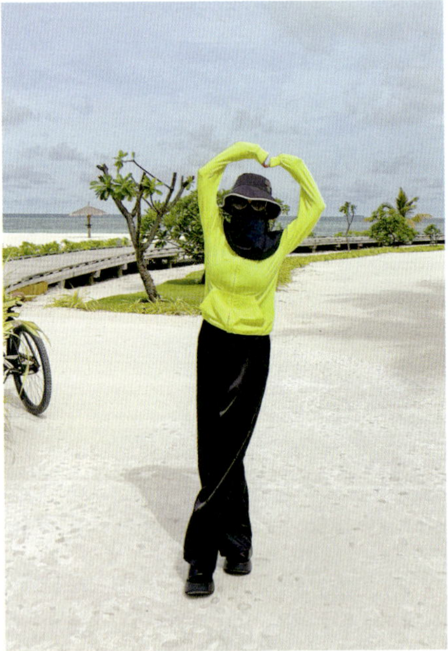

图7 夏天防晒装备

记住，只要是白天，无论你在室内还是室外，都应涂防晒。紫外线是可以穿透建筑物的。总之一句话，要想白，就不要让自己有任何晒黑的机会！涂防晒需要涂够量，一块钱硬币大小的量为宜，不要来回搓，像刷墙般地涂即可。不要错过边角位，比如耳后、脖子前、脖子后。喜欢穿拖鞋、不喜欢穿袜子的人，脚背也要涂上。我就是漏掉了这个部位，一个夏天下来脚老了好几岁。

（2）面膜与精华：维C、烟酰胺、熊果苷，传统亮白三剑客

维生素C、烟酰胺和熊果苷是美白护肤品中的亮白成分。维生素C抗氧化并抑制黑色素，维生素C分为原型和C衍生物等多个形态；烟酰胺阻止黑色素向表皮转移；熊果苷则通过抑制酪氨酸酶，减少黑色素生成。

（3）敏感肌专属：九胜肽、谷胱甘肽、光甘草定，亮白新宠

敏感皮肤更推荐九胜肽和谷胱甘肽，性质比较温和，同时有抗衰的效果，因为敏感皮肤很多美白产品都是用不了的。

美白功能的护肤品即使效果再好，也有一个致命的缺点，就是你用在哪里就只白哪里。所以涂抹时，记得连脖子一起抹到，不然会脸白而脖子黑。

当然，科技日新月异，以后还会有更多好的成分出现，针对不同皮肤状态和抗衰需求，选择适合自己的成分，才能科学护肤。

医美是救命稻草，还是智商税？

医美是我美白过程中锦上添花的手段，价格高昂，效果因人而异。如果你想针对脸上局部的斑点，可以尝试用医美的手段；如果只想要提亮美白，我认为口服美白产品在效果和性价比上都是首选。

1. 激光祛斑：蜂巢皮秒与 PicoWay

黄褐斑、妊娠斑、蝴蝶斑是无法根治的，因为这种斑点是内源性斑点，与内分泌有关。几年前，蜂巢皮秒因为名人代言效应而出圈，我记得当时这台机器要160万元，舒适度和效果在当年是一流的。后面出了PicoWay激光治疗，听说打斑的效果更快。两台机器的原理都是通过激光技术爆破色素颗粒，使黑色素被代谢排出，让肤色更加均匀。当然，医生会根据你脸上的情况为你选择合适的机器。

2. 美白针：谷胱甘肽与 VC 注射

我尝试过注射谷胱甘肽美白针，但效果不明显。这与我没有坚持下来有一定的原因，美白针通常要坚持打一个月，每两天打一次，才会有效果。我实在受不了这样的苦，而且价格也不菲，所以不推荐。

回顾我的整个美白之路，小时候没有什么条件，主要采取物理防晒，夏天戴帽子、穿长袖、撑伞，不让自己暴露在阳光下。

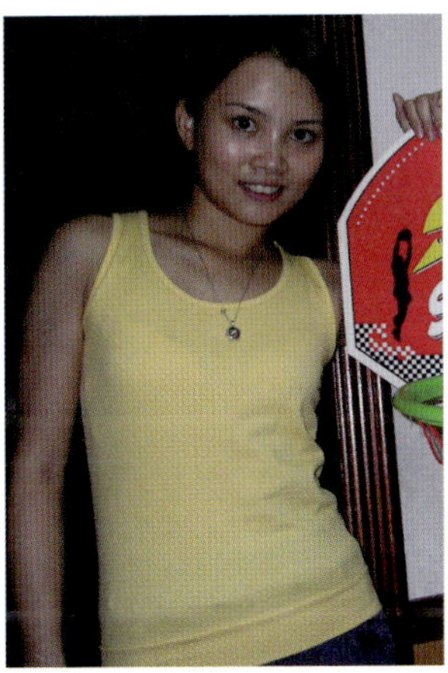

图8　2003年的肤色

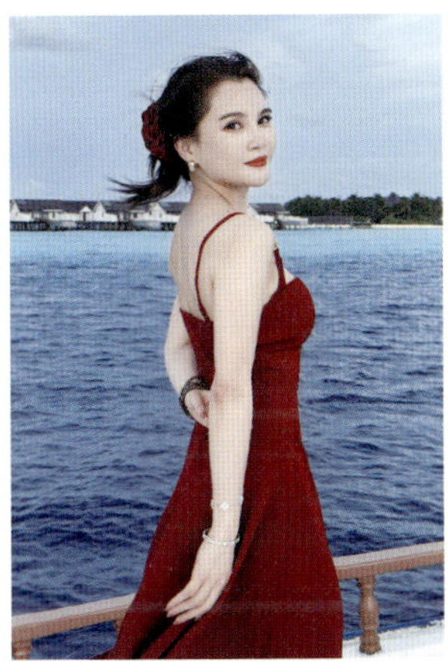

图9　2024年的肤色

上体育课时，老师不让打伞和戴帽子，我就偷偷用我姑姑的防晒霜，虽然没有显著效果，但至少不再变得更黑。后来做起代购生意，我接触到各种美白面膜和含VC的护肤品，尝试让肤色变白。然而只用外部护肤品，仍然会让脖子和身体有明显色差。所以，我非常建议你采用内调和外养结合，选择含以上推荐成分的美白护理产品，相信能让你整体的皮肤颜色和质地有明显变化。

我从10岁开始意识到美白的重要性，到38岁终于白得发光，这28年的美白旅程中尝试了无数方法，才找到最有效的口服、护肤和医美方案。白番茄、麦角硫因、VC、烟酰胺这些成分，让我由内而外焕然一新，实现了全身美白。如今，通过这一路的坚持和探索，我彻底完成了从“黑珍珠”到“白月光”的蜕变。对先天肤色不满意没关系，后天的手段可以帮我们“逆天改命”，获得理想的肤色。

03 发量守卫

绸缎发养护指南

家里一共有四个头交给我打理，我的头和三个孩子的。四个人的头发头皮状况都不一样。先说说我自己，我出生的年代并不流行“大木发”，即又粗又多的头发，所以经常被母亲拉去打薄。每到夏天就热得不行，我从小到大都是短发，因为觉得洗头太困扰了。发量多听起来是好事，但是我的头发有个问题，就是天生卷。

天生卷，有没有得救？答案是有。我的头发发质不错，只是一长出来就是卷的。2000年我在高一时，理发店出现了一项新技术——负离子烫直发。我的天生卷靠着它变直了。具体怎么做？每长出来3厘米左右，就去做直发。做一两次不能持久，我当年做了大约20次，锲而不舍地坚持了三年才有大变化。做离子烫需要不间断，期间不要剪短，因为你头发长长后有重力，也可以帮助拉直。坚持个三年，自然卷就不卷了，长出来的也是直的。

头发天生细软，有没有得救？我的大女儿就是天生细软发。我母亲说，多剃几次头，就能蓄势待“发”。俗话说，“不听老人言，吃亏在眼前”。大女儿出生的第一年，我给她剃了三次光头。有没有效果？有，但我觉得效果不大。她是属于头皮健康，只是头发不够粗的类型。后面我开始用我的方法给她养发，到了她今年14岁，绝对不会有人说她头发少了。

二女儿的头皮、头发底子都很好，只有头发的光泽度差点，也就是质感还能提升。而小儿子，则要多注重头皮的保养，毕竟以后中年光头的概率很大，我希望头发能在他的头上多留一点时间。

海藻发是中年女性显年轻态的重点表现之一。我一直到现在40岁，头发是最骄傲的身体部位之一。当然，保持海藻发针对头发与头皮的护理，我有一套靠谱的实操秘诀。

毛囊死亡倒计时：脱发、干枯、白发……

头发的衰老有三大表现：脱发、干枯、白发。每一种背后都有独特的原因。

1. 脱发

减了个肥，头发没了；过度劳累，头发没了；烫烫染染，头发没了；生个孩子，头发没了；啥也没干，头发没了……

动不动就脱发，是头发老化最常见的表现之一。成因比较复杂，包括激素变化、遗传、营养不良和头皮血液循环不佳等。

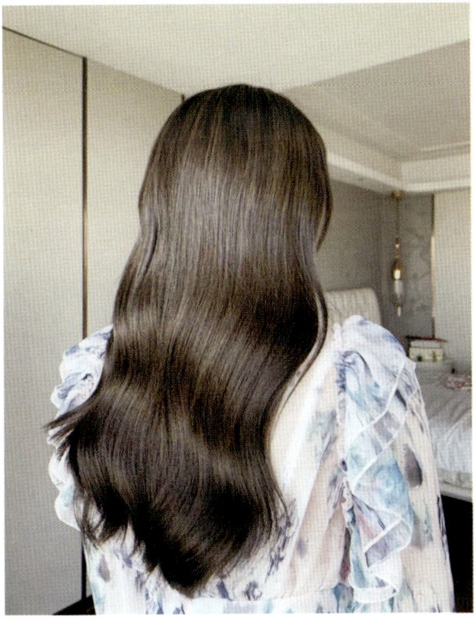

图10　海藻发

（1）激素变化

雄激素性脱发的主要原因是双氢睾酮（DHT）。人体内的睾酮在5α-还原酶的作用下转化为DHT，DHT会和毛囊上的受体结合，而造成毛囊萎缩，影响头发的生长周期。结果是毛囊逐渐变小，头发从粗壮变为细软，生长期缩短，最终导致脱发。

一般雄脱会在20～30岁开始，并且随着年龄的增长，激素水平的变化会加速脱发的进程。男性脱发的发生率比女性高，但女性在围绝经期前后（可不是绝经之后哦，最早会始于35岁的“前围绝经期”，详细参考第九章），因激素水平波动，也会出现类似的脱发现象。

怀个孕，生个孩子，为什么会脱发？那是因为女性产后身体会经历一段激素重新平衡的时期。怀孕期间，体内雌激素水平急剧升高，头发进入一个“生长期”高峰，掉发明显减少，头发看起来更加浓密、光亮。然而，生完孩子后，雌激素水平迅速下降，头发从“生长期”进入“休止期”。这意味着大量的头发同时进入脱落阶段，因此妈妈们会在生完孩子的几个月内突然出现大量脱发的现象。这个过程通常在产后3～6个月达到高峰，随后在6～12个月后逐渐恢复正常。同时，产后女性容易出现焦虑、抑郁、失眠等情绪波动，这些心理压力会影响头皮的血液循环和激素分泌，加剧脱发的状况。

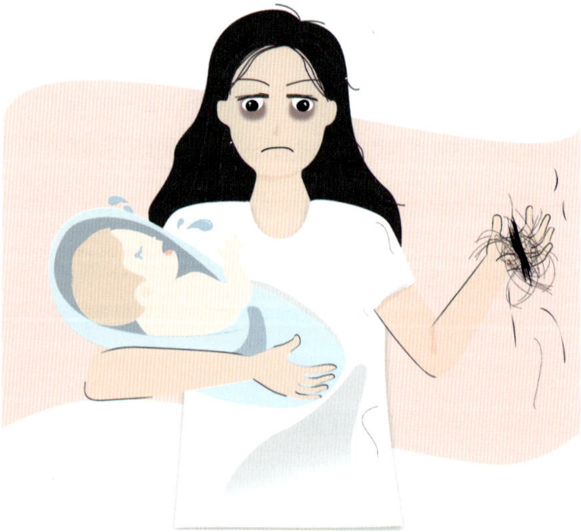

图11　孕妇脱发

（2）营养不良

我是一个注重全面营养均衡的人，不会为了身材而牺牲健康。所以，第一次听说一位闺蜜因为营养不良而脱发的时候，我差点惊掉下巴。不合理的减肥往往会影响头发的健康，尤其是快速减重和营养摄入不足的情况。头发的生长需要充足的营养和能量支持，而极端的减肥方式可能导致营养缺乏，引起脱发。

◇ 蛋白质摄入不足：头发主要由角蛋白（一种蛋白质）组成，缺乏蛋白质会阻碍毛囊生长，导致头发变得脆弱、稀疏，甚至脱落。

◇ 铁、锌等微量元素缺乏：铁、锌、铜等矿物质对头发的生长非常重要，尤其是铁元素。缺铁性贫血是引起脱发的重要原因之一。许多女性在减肥期间减少红肉摄入，导致铁的摄入不足，影响头发生长。

◇ 维生素缺乏：快速减肥、控制饮食会减少维生素A、B族、C、D和E的摄入。这些维生素对毛囊的健康至关重要，缺乏时会导致头发变得干燥、毛囊萎缩、加速脱发。

（3）头皮血液循环不佳

各位办公室“牛马经理”，请停止自损头皮的行径！头皮的血液循环受到多种因素的影响。比如压力会使交感神经持续紧张，导致头皮毛细血管收缩，阻碍血液流通。如果你长期久坐、低头，甚至扎头发过紧，都会影响头皮血液的流动。

血液循环不佳会影响头皮和毛囊。毛囊是头发生长的“工厂”，血液是毛囊获取营养的重要来源。当头皮的血液循环不畅时，毛囊得不到充足的氧气、蛋白质、维生素、矿物质等营养物质，功能就会变弱，无法正常分裂细胞，进而导致头发生长速度减慢。毛囊进入“休止期”，导致脱发增多。良好的血液循环能带走头皮代谢产生的废物，维持皮脂腺的正常分泌，确保头皮环境健康。然而，当头皮血液循环不佳时，代谢产物得不到及时排出，皮脂腺容易受到刺激，分泌过多油脂，造成头皮油腻，甚至引发头皮炎症，毛囊健康受损，进而加速脱发。

2. 干枯

头发变得干燥、脆弱，是由于头皮油脂分泌减少，使得头发失去了天然的滋润屏障。随着年龄增长，油脂腺的功能退化，保湿能力下降，再加上紫外线伤害、过度使用美发工具、烫染，都会加速头发干枯和断裂。

3. 白发

头发变白是由于黑色素的减少，这主要由遗传和年龄因素决定。随着时间的推移，毛囊中生成黑色素的细胞活力减弱，导致头发逐渐失去色素，变成灰色或白色。此外，氧化应激、营养缺乏、压力等也会加速白发的出现，极大的压力冲击下甚至会一夜“梨花开”。

内调：如何“吃”成发量富翁

真正的发量富翁，都是靠嘴“吃”出来的！要想让头发保持年轻的状态，必须采用“内外结合”的方式，双向护理。头发健康不仅靠护发产品，更需要从内部调养开始，做到营养的补充和激素的平衡。这里先重点讲一下内调，后面再讲外养。关于脱发原因的说法有很多，中医说“气血两虚”，西医说“缺铁缺锌”，其实各有道理。

1. 头发最爱的“四大金刚”

（1）头发的刚需——蛋白质

头发90%成分是角蛋白。如果你天天只吃水煮菜，头发会第一个“罢工”。鸡蛋、鸡胸肉、豆腐等食物都含有丰富的蛋白质。牛奶也富含钙和乳清蛋白，不仅能强壮骨骼，对于头发健康也有帮助。

（2）毛囊加油站——铁、锌、维生素B族

缺铁头发像枯草，缺锌头皮屑狂飘。鸭血、生蚝、南瓜子等

是不错的补铁、锌选择。生物素（维生素B_7）可以强化角蛋白，使头发更浓密、更强韧。其他B族维生素如B_6、B_{12}、B_5，也有助于头发生长。维生素B_6和维生素B_{12}在蛋白质合成、红细胞生成中起到关键作用，支持头皮血液循环，帮助毛囊获取氧气和营养；泛酸（维生素B_5）则有助于头发保湿，使头发更有弹性和光泽。

（3）发量防脱盾——维生素D

如果你有天天宅在家刷手机的习惯，头发会比你先“抑郁”。太阳光照不足，维生素D就容易缺乏，可以补充维生素D胶囊。也可补充鱼肝油、新鲜三文鱼等。

（4）头皮灭火器——ω-3、硒

头皮爱出油长痘？把你的炸鸡、奶茶换成3颗核桃，可加入酸奶食用。还有亚麻籽粉、黑芝麻粉，也很养发。ω-3脂肪酸（鱼油、亚麻籽油）具有抗炎作用，能保持头皮的健康，促进头皮血液循环，为毛囊提供所需营养，帮助头发更柔顺、更有光泽。硒则是强效抗氧化剂，可减轻氧化应激对毛囊的伤害，支持头皮细胞的健康。

（5）平衡激素，支持毛发健康生长周期

锯棕榈提取物有助于调节体内的雄激素水平，尤其是双氢睾酮（DHT），从而防止DHT引起的毛囊萎缩和脱发。大豆异黄酮则是植物雌激素，可以平衡女性的激素水平，减缓由于雌激素下降而引起的脱发，特别适用于围绝经期的脱发问题。

2. 秃头党绝不能碰的“黑名单”

（1）高糖刺客

奶茶、蛋糕、甜甜圈会让你的血糖飙升，易导致头皮发炎。

（2）油炸叛徒

薯条、炸鸡、小烧烤让你的头发加倍出油，小心毛囊堵塞。

（3）极端减肥

只吃蔬菜，断绝碳水化合物，即使暂时饿出“马甲线”，也会让你的头发掉得比体重更快！

3. 懒人养发作弊公式

一日三餐这样吃，懒人也能以食滋养乌黑秀发。

◇ 早餐：2个鸡蛋+1碗黑芝麻糊。

◇ 午餐：3颗核桃+1把蓝莓。

◇ 晚餐：鸭血炒韭菜+杂粮饭。将白米饭换成黑米、红米等，炒菜的油改用亚麻籽油。如果你爱好喝可乐，也请换成豆浆。

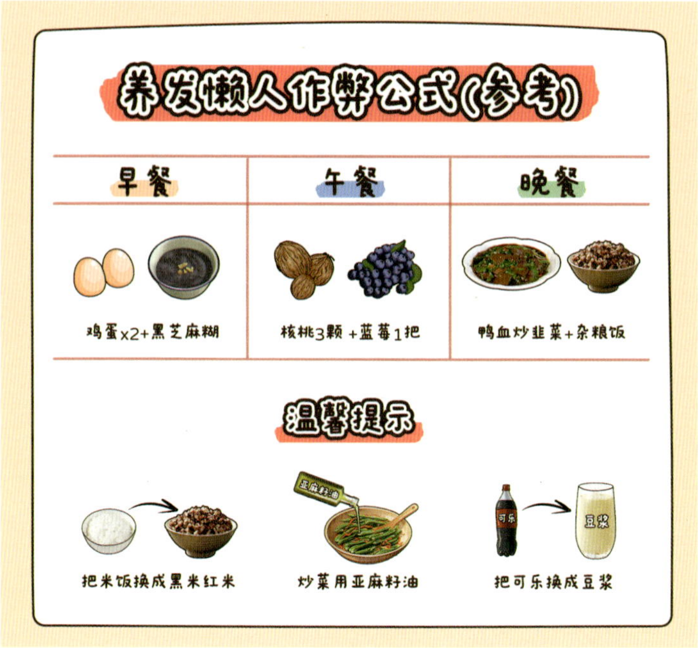
养发懒人作弊公式(参考)
早餐
午餐
晚餐
鸡蛋x2+黑芝麻糊
核桃3颗+蓝莓1把
鸭血炒韭菜+杂粮饭
温馨提示
亚麻籽油
可乐
豆浆
把米饭换成黑米红米
炒菜用亚麻籽油
把可乐换成豆浆

图12　懒人养发作弊公式

外养：6 招少花钱，让头发噌噌长

我五年生三个孩子，长的是肉，掉的是头发。生完孩子后，头发掉得好似秋风扫落叶，发际线退得比中年男人还快，脑门显得又大又亮。每次洗完头，中间的发缝就像一条大马路，特别扎眼。两边的头发则少得可怜，那孤零零的几根看着都心酸。

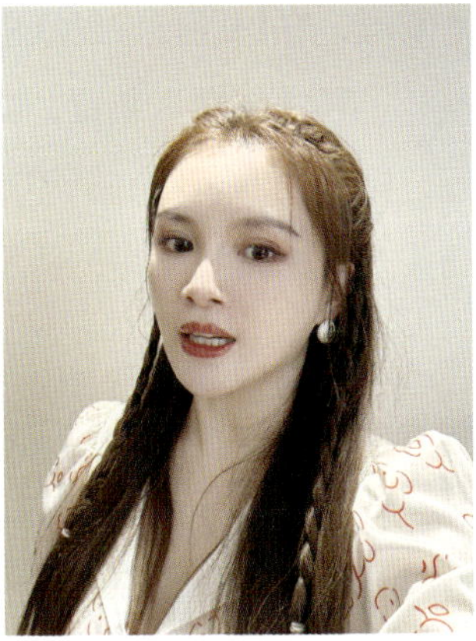

图13 过去后退的发际线

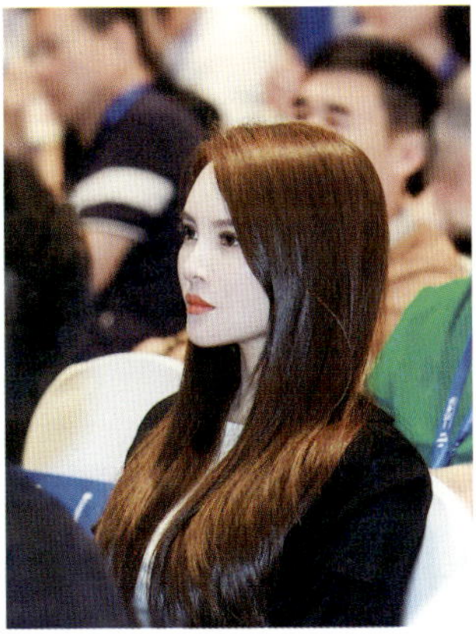

图14 如今的发量和光泽度

生孩子之前，我也算是发量“富翁”，生孩子后变成了发量“负翁”。5年间我尝试了上百款洗发水，砸钱进头皮护理中心，终于实现了发量的回归。现在，我想把这套方法分享给你，没有广告，没有产品推荐，只有六个超简单的习惯。主打一个花小钱、办大事，坚持下来，真的能让你的头发噌噌地长。

1. 喷头必须换，洗头先洗水

你洗头时，停留在头发上时间最长、与头发接触最多的是什么？是水。无论用多好的洗护产品，接触头皮时间最长的还是水。如果水质不好，洗头发这件事已经输在了“起跑线”上。

我在生孩子的那段期间，住在以前的旧房子。搬新家之后，全屋都安装了净水器，然后我惊讶地发现，在用同样洗发水的情况下，掉发确实比以前更少了。你不一定要安装净水装置，哪怕换上过滤花洒也可以。定期更换滤芯，将水里的杂质、氯等对头发不好的东西统统过滤一遍，这样洗头才能真正洗干净，头发也能少受点伤害。

2. 洗头别糊弄，5 分钟不如不洗

你洗头是否5分钟完事？

以前我也是一顿猛搓，觉得只要用力就能洗干净。结果头皮依旧很油，头发越掉越多。现在我洗头，不算护发素、发膜这些步骤，单洗头就得洗满30分钟。如果当天喷了发胶、做了头发造型，还会洗两遍。

洗头秘诀就三个字：慢、揉、透。

◇ 电动起泡器：用电动起泡器打出来的泡沫会像奶油一样细腻。请记住，洗的主要是头皮，而不是发丝。如果你的头发特别脏、油腻，请洗两遍。第一遍去油，第二遍彻底清理头皮。

◇ 手指+硅胶梳：用手指和硅胶梳给头皮来个全方位按摩。可别小瞧这按摩，它能促进头皮血液循环，将油脂、污垢都清理干净，然后头发才能长得好。

◇ 长发倒序洗：如果你是长头发，可以尝试一下倒序洗。梳顺头发后，先用护发素涂抹在发尾，避免后续拉扯头发；之后，进行上述的洗发环节。

你或许会认为，花30分钟洗头也太累了！其实是因为感到枯燥，这里分享一个方法：找个贴墙的防水手机支架，用手机播放有声书或你喜欢的歌、综艺等。不知不觉地等书听完了，头发也洗干净了。

3. 洗发水别单一，当“海王”才能养好发

我曾经给身边人推荐过好用的不同洗发水，她们有的会问我：“你之前不是说另一款洗发水好吗，怎么又推荐这个了？”换个角度想想，我们护肤、护脸还分早晚霜呢，头皮不是同样的道理吗？头发和皮肤一样，状态是会变的，怎能一直用同一款洗发水？

选洗发水的原则，是依据头皮状态而定。我的浴室里基本上备有五瓶洗发水，根据不同的需要轮着用：当头皮长痘、泛红时，就用舒缓的；当掉发多时，就用防脱发的；要想更蓬松点，就选控油但温和的。

补充一点，控油洗发水也分“急救型”和“调理型”。有的虽然用了会马上蓬松，但不一定适合你的头皮状况。所以，无论你用什么洗发水，关键在于长期调理头皮屏障。当头皮有问题的时候，就别用强力控油的洗发水，不要急功近利，乖乖养好头皮。

4. 梳子不用多，三把即搞定

我的三把梳子分别是木梳、TT梳和硅胶洗发梳。木梳是早上用，梳头50～100下，活络头皮，头发才能长得更快。TT梳是洗头前用，将头发梳顺。打结的头发一沾水，一扯会掉一把。TT梳可能贵一点，但总比植发便宜吧？硅胶洗发梳是在洗头时，用来梳理、按摩头部，一定要选软硬适中的。

5. 头皮进阶养护，有哪些方法？

（1）头皮精华怎么选？

不少女性脸上涂精华很大方，恨不得按毫升算钱，但到头皮这儿就变得抠抠搜搜。难道脸是亲生的闺女，头皮是充话费送的吗？要想让发量支棱起来，头皮养护不能省。就和土地施肥一个道理，地肥了才能蹭蹭冒绿芽儿。选择合规的头皮精华能让你事半功倍。

选头皮精华的原则有两个：买得起、天天抹。不必强求买贵妇牌，但必须有临床试验报告和资质。如果用着是“三天打鱼，两天晒网”，我劝你还是放弃，一定要坚持用。

当然，头皮精华还可以与头皮激光梳配合使用。利用激光能量促进头皮血液循环，加快毛囊细胞的新陈代谢，同样需坚持使用。

（2）头皮水光是智商税吗？

我第一次知道头皮水光，是在一家三甲医院的皮肤科。它现在被广泛应用于治疗雄秃、斑秃、脂溢性脱发等。其原理与脸部水光很相似，通过透皮给药的方式注入营养。目前医院注射的大部分是功能性蛋白，可以调节注射的深度。如果你不耐疼，建议从最浅层次开始。一般注射后也会照灯，照灯的仪器功率比家用激光梳强了很多倍。医生会根据你不同的头皮情况，给予相应的频率推荐。如果是日常维护，1～2个月一次足够了。当然，头皮水光做一次也要几百元。当你迫切想要解决头发问题时，可以选择当地靠谱三甲医院问诊。

虽说我们的头皮毛囊数量从出生之后就一直不变了，但是能长出来的头发数量则不然。毛囊长1根还是长3根，是“细软塌”还是“钢丝球”，全看你舍不舍得“浇肥料”。如果你发现自己开始大量脱发，也不要慌张。只要毛囊不是彻底报废萎缩，还有至少3年黄金抢救期。期间按我上述的方法洗头，坚持用头皮精华，真的可以力挽狂澜！

小说家古龙曾说：“人身上最软的是头发，最坚硬的是牙齿。可是一个人身上最容易坏、最容易脱落的亦是牙齿；等到人死了，全身上下都腐烂了，头发却还是好好的。”虽然头发柔软，但它伴随着人的一生。我们工作再忙，也应保持头发的整洁；年岁再大，头发再少，也不要随意忽略。

35岁后发量多少，全看你怎么对待它。我始终认为，抗衰绝不是单独的某个部位，而是整体。你花心思对待脸部，皮肤就会好；你花心思养护私密，气色就会好；你花心思对待肠道，身材就会好；你花心思养护头皮，就能拥有绸缎般的发质！

04 大脑减龄

让智慧成为最高级的性感

你身边有没有这样的女性？她不一定是人群中最耀眼的，但她一开口，总能吸引所有人的目光。她思维敏锐，总能在最短的时间内抓住问题的核心；她逻辑清晰，三言两语便能让复杂的事情变得一目了然；她博闻强识，无论是时事政治、科技创新，还是艺术文化，都能侃侃而谈；她当机立断，在关键时刻毫不犹豫地做出正确决定。相比于外貌的短暂光芒，她更像一位智慧的化身，灵魂在闪闪发光。

她的魅力不是肤浅的，而是一种深深扎根于智慧和自信的力量，用头脑征服世界。在这个“颜值当道”的时代，重新来认识“智性魅力”的真正价值，让智慧成为你的一种特质。

智性魅力，你具备吗？

什么是智性恋？简单来说，就是对于智慧和思维能力的强烈吸引。心理学中有一个尤里卡效应（Eureka Effect），也叫“顿悟效应”或“灵光乍现”，是指体验到突如其来的认知飞跃或灵感火花。那种醍醐灌顶带来的是超强的脑部爽感。当你经历尤里卡时，会不自觉地对带给你这种体验的人产生崇拜和喜爱，这就是智性魅力的核心——它能激发一种深层次的心灵共鸣和信赖感。

女性外在的迷人是一时的，内在的美丽是一辈子的，两样都有才最持久。智性魅力便是一种深刻的思维和灵魂的交流，产生更深的连接和共鸣。拥有智性魅力的女性，有一种经历岁月涅槃而生的光辉。所以，无论你现在处于什么年纪，处于什么样的生活状况，千万不要忘记成长。很多女人会说：“我没时间。”时间挤挤就有了，时间是需要管理的。修炼自己的脑袋，我一般有几个方法：

1. 向牛人学习

多向比自己优秀的人送礼，见面聊天，虚心讨教。他们可以是同领域比你成功的人，也可以是跨领域的，也就是你认知空白的领域的高手。当然，比你牛的人可能不搭理你，怎么办？我的一个方法是付费！买他的课程。像我这种社恐人士，有时不懂怎么应酬、怎么喝酒，又想交朋友，向人讨教确实很慢、很吃亏。自从有了知识付费这个类目，很多厉害的老师都开设课程，给我们社恐人士开了个窗，我们可以非常高效快捷地链接到老师。有些人觉得买课的人很傻，我不这么认为：别人花了几年，甚至十几、二十年得出的经验总结，通过一两天的课程分享给你，这个钱花得很值。因为你少走弯路，你省出来试错的成本，省出来摸索的时间，就值这个钱。

2. 多阅读

多看书，看经典著作，看名人传记，看古书，书里有很大的能量。好的经验、伟大的智慧都在书里。“书中自有黄金屋”，知识是物质财富的基石，也是精神财富的源泉。太阳底下无新鲜事，所有解不开的难题，在书里都有答案。古人的智慧，如果能领略到一星半点，已经足够指引我们一生了。

3. 多出游

“读万卷书，不如行万里路。”多去外面的世界看看，增长见识，感受不同地区、不同文化的差异。我出去走走，最大的目的是找灵感！同时多和大自然接触，吸收能量。大自然是最大的能量场，当你能量不足时，赶紧回归自然。

4. 多输出

如果可以的话，多写作，多教人，多分享。我们学习读书都是输入的过程，当你输出了一遍后，才发现对所学的东西有了不一样的理解。每一次的输出，都是对学到的东西的一次总结，只有脑子里不断地复盘，你才会理解得越来越深刻。这才是真正的“习得”。

外在美固然重要，但是智慧才是真正的性感。

健忘、迟钝、智力下滑，你的大脑衰老了吗？

近几年很多人反映有“脑雾”的症状。我的一位粉丝阿珍，作为一位互联网公司的女CEO，她最近判断力、决策力接连下降，想不清楚，遇事不决。“就像我的车子挂了空挡，再怎么用力，狂踩油门，都转不动！”阿珍慌了，“我的脑子真的不行了吗？”

另一位小凤，在广告公司做PM（项目经理），家里还有两个孩子。生活的琐碎和工作的繁重让她分身乏术。她曾表示：

“我现在和别人沟通，没法精准表达我的意思，想不清楚自己要说什么，也没法理解别人的意思，周例会上，领导嫌我啰唆，抓不住重点，同事已经在排挤我了……”

她们都在问，是大脑真的衰老了吗？

不要急着给自己扣帽子，脑雾不是不可逆的衰老！脑雾（Brain Fog）是一种常见的认知障碍表现，涉及思维迟缓、记忆力减退和注意力难以集中。根据美国国立卫生研究院（NIH）的数据，约有30%的人在一生中会经历不同程度的脑雾。

脑雾的主要原因包括睡眠不足、压力、营养缺乏和慢性疾病。睡眠不足会影响大脑的海马体功能，这个区域负责记忆和学习。研究表明，长期睡眠不足会导致海马体体积减小达20%，影响记忆和决策能力。压力会提高体内皮质醇水平，长期高皮质醇会损害前额皮质，这是大脑中负责决策和情绪控制的区域。营养不足，尤其是维生素B_{12}和维生素D的缺乏，会影响神经元的功能，导致脑神经传递速度变慢。

脑雾导致“遇事不决”，主要是因为它损害了大脑的执行功能。执行功能包括计划能力、决策能力和问题解决能力，依赖于前额皮质和海马体等大脑区域。思维迟缓、记忆力下降和注意力难以集中使得这些功能难以正常运作，从而导致决策迟缓和犹豫不决。解决脑雾问题需改善睡眠、管理压力和补充必要的营养素。

当你遇事不决、健忘或注意力不集中时，先不要慌，冷静下来问问：我是不是压力太大了？我是不是生活和工作的重担超负荷了？我是不是不接纳自己？我真的给自己足够的空间了吗？我真的休息好了吗？经历了一次次生病，我的身体真的恢复了吗？

脑子越用越灵活的秘籍

我不仅有三个孩子要照顾，还有一个已经运作了20年的公司要管理。在这样高强度的生活中，要想保持头脑清醒和敏锐，我有几个常用的“秘籍”。

1. 高质量睡眠：最好的修复和充电

别小看睡眠的重要性，它是保持大脑健康和高效运转的基础。很多人觉得熬夜没什么，第二天多喝几杯咖啡就能顶过去。但事实上，睡眠不足不仅会让你第二天昏昏沉沉，还会影响大脑的长期健康。研究表明，睡眠是大脑进行自我修复和清理废物的关键时刻。每晚的深度睡眠阶段，大脑会清除代谢过程中产生的“垃圾”。比如，β-淀粉样蛋白，它的过度积累与阿尔茨海默病的发生有直接关系。也就是说，如果你长期缺乏高质量的睡眠，大脑不仅会变得迟钝，还可能加速衰老。

对我来说，高质量睡眠意味着每晚保证7～8小时的充足睡眠，并且进入深度睡眠。为了做到这一点，我会在睡前1小时放下手机和电脑，避免蓝光的干扰。相反，我喜欢在睡前读一些轻松的书籍或者做几分钟的深呼吸冥想，这样可以帮助我放松身心，进入更好的睡眠状态。床品的舒适度也很重要，我会选择高质量的床垫和枕头，确保身体得到最好的支撑。

除了这些，我还特别注重睡眠环境的安静和黑暗。科学研究表明，黑暗的环境有助于刺激褪黑素的分泌，而褪黑素是帮助我们入睡和维持睡眠的重要激素。所以，我的卧室窗户都会配备厚重的遮光窗帘，确保夜晚光线不会打扰到我的睡眠。

最后，我还坚持规律的作息时间，尽量每晚在同一时间上床，每早在同一时间起床。这种规律的生活作息有助于调节生物钟，让我的身体和大脑始终保持在最佳状态。

通过这些小习惯的调整，我能保证每天醒来都精神焕发，头脑清醒。这不仅让我能更好地应对家庭和工作的双重挑战，还让我能在生活中保持一种轻松和愉悦的心态。所以说，睡得好，脑子才能更好地“用”起来！

2. 冥想：清空大脑垃圾，Let it be!

冥想这个词，你可能见得泛滥了，但要么望而却步，要么不以为意。其实冥想没有你想象的那么难，它可以像吃饭、呼吸一样自然和简单。

你知道2023年我经历了什么？离婚官司，赔偿八位数；大女儿正值青春期，教育问题让我头疼；公司也处在一个艰难的爬坡阶段，我不得不事无巨细地做出决策。那段日子，天总是灰色的。我常常在车里痛哭，因为那是唯一属于我的空间，但时间一到，我必须擦干眼泪，带着假笑走进办公室，装作一切如常。久而久之，我开始记不住事情了。我会忘记家长会的时间，忘记

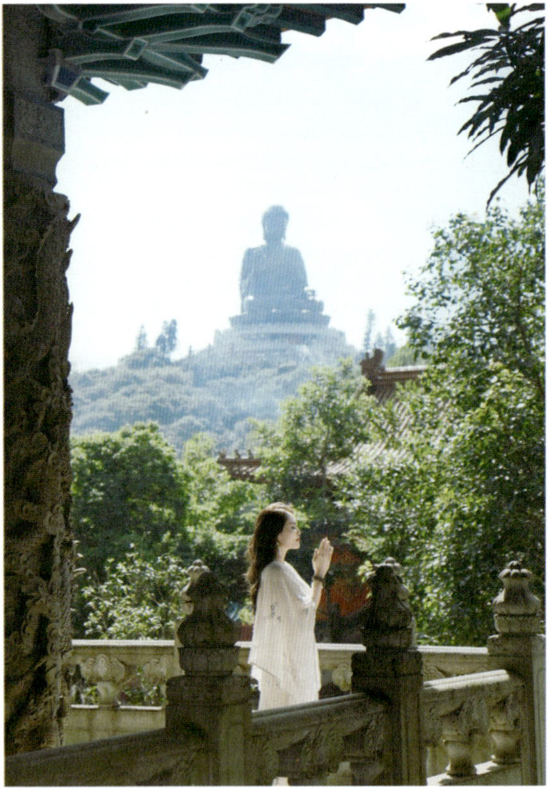

图15　在寺庙感受宁静

安排好的出差，甚至会犯下低级错误，比如同时约两个合作方开会，而一个在北京，一个在杭州。我拼命想要抓住一切，想要做到最好，想要证明我仍然是那个状态最好的自己。直到一位朋友点醒我，说我的思绪像是四处乱飞，我已经快把自己撕裂了。

她教我如何平静下来。坐在那里，双手放在腹部，双脚交叉，调整呼吸，“深、长、匀、细”。在心中默念“om”。仅仅八组呼吸后，我感觉平静了许多。我能感受到脑海中的思绪在飞舞，但我不去干预，只是静静地看着它们一个个飘过，接纳它们的存在。慢慢地，这些思绪开始消散，我的注意力重新回到了呼吸上。

她还告诉我一个口诀：“我是一个管道，万物流经我，而不黏着于我。”我记在心里，并且每天不挑时间、不挑地点地坐下来，打打坐，调整呼吸，清空思绪。慢慢地，我放下了对很多事情的执着，让大脑每天清空垃圾，绝不让前一天的困扰堵塞着它。当垃圾清理干净后，我的“CPU”变得更加敏捷。我学会把最宝贵的能量用在最重要的事情上，其他的let it be!

3. 膳食补充剂：缺啥补啥，营养支持

除了保证高质量的睡眠，我还非常重视日常的营养补充。随着年龄的增长，身体对某些关键营养素的需求会增加，而我们的日常饮食有时难以提供足够的营养。这时膳食补充剂就成了我的秘密武器，帮助我保持大脑的活力和健康。

我通常会选择一些对大脑有益的膳食补充剂。比如ω-3脂肪酸，很多鱼油中含量丰富；比如近两年很火的麦角硫因，可以保护大脑细胞免受自由基的伤害；比如益生菌，健康的肠道菌群可以改善情绪，增强记忆力和专注力。

当然，市面上的补充剂鱼龙混杂，不要盲目进补。选择适合自己的才是最好的。同时，无论什么类型补充剂都是辅助作用。如果你总是熬夜，作息不规律，也不运动，爱吃垃圾食品，那么吃补品只等于“拆东墙补西墙”。

通过合理使用膳食补充剂，我确保大脑得到它所需的营养支持。这样，我不仅能在繁忙的日常生活中保持头脑清醒，还能长久地保护大脑的健康，让我在工作和生活中持续发挥出最佳状态。

智性魅力不仅让女性更有吸引力，更是提升自我、活得更加精彩的关键。无论年龄几何，我们都可以通过一些简单的方法来保持大脑的年轻状态，真正掌握属于自己的逆龄奥秘！

05 身材管理

逆龄也要“有型”

提起“逆龄”，很多人第一个想到的是“皮肤紧致、抗衰老”。可是你有没有发现，要想保持年轻状态，不仅是“脸”上的事儿，身材管理同样重要。再年轻的脸，配上个“发福”的身材，松弛变形的体态，似乎立马差了几个档次。所以，要想“逆龄也要有型”，不仅得让脸看着年轻，身体也得保持紧实、有活力。这章就来聊聊身材管理，不光要把身材“减”下来，还得“练”得有型。

为什么要管理身材？

我一直觉得，漂亮可能有模板，但美一定是多维度的。像“锁骨堆硬币”“反手摸肚脐”“A4小蛮腰”这些大众审美可以是美；不够白、有点瑕疵、强壮有力或微胖的身材，也可以是美。美，是一种积极向上的生命状态的呈现。每个女人都可以自己制定美的标准，前提是你要活得自洽。

什么是自洽？我美还是丑，胖还是瘦，成功还是失败，坦然地全部接受。如果你一边胖得理所当然，一边又羡慕别人瘦成一道闪电，还纠结要不要减肥，那就不是真的自洽，而是在用“活得开心就好”的借口，放任自己罢了。

我想要变瘦、变美、变优秀，是出于我想让自己更快乐、更健康，而不是满足别人的期待。这是我一直坚持护肤、身材管理，坚持做一切让自己变得更好的事情的最根本动力。

如果你现在对自己外表、身材、生活不满意，甚至感到自卑、茫然，都没关系。我可以用20多年的经验告诉你，只要你想开始，一切都来得及！我从“H腰代言人”到“马甲线姐姐”，从产后120多斤到97斤，减重23斤足以让一个人脱胎换骨。我深刻体会到，管理不好自己的人是没前途的。这不仅是一个考验身体耐力的过程，更是考验心理韧性的过程。如果有广告称减肥、健身，“一周减掉10斤，只需要500元”，我猜他们的产品是Photoshop，纯靠修图。

冻龄状态背后是对自我的极致关照和呵护。我从不自知到有意识地做身材管理，这些年的塑形“奋斗史”让我仿佛经历重生，也更加懂得身材管理的意义，所以在这里特别想和你分享其中的故事。

啤酒肚、大象腿，中年发福元凶找到了！

你有没有发现，很多人到了中年，身材一下子变了样。原本紧实的肌肉开始松弛，腰腹堆积起了“小肚腩”，体重更是不知不觉地上升。其实，这是正常现象，与我们的生理变化、激素水平都有关系。接下来，我给大家理一理其中的奥秘。

1. 基础代谢率下降：身体“消耗”变少

基础代谢率（Basal Metabolic Rate，简称BMR）是指人在完全静止状态下，维持身体生命活动所需消耗的能量。简单地说，哪怕你一整天躺着不动、什么都不干，身体里那些“维持你活着”的功能，比如心跳、呼吸、体温维持、器官运作，都需要消耗能量，这部分能量就是基础代谢。

可是，随着年龄增长，你有没有发现，明明自己吃得也不多、动得也不少，怎么身材还是越发臃肿、体重越长越快？这是因为基础代谢率下降了。那么基础代谢到底受哪些因素影响？又有什么方法能帮你“对抗”它？

2. 基础代谢率下降的原因

其实，基础代谢率会随年龄增长而下降，并不是突然“来了个急刹车”，而是一点点地降低。很多人到中年时会发现，自己好像吃一口就胖，实际上，这种变化在你20多岁的时候就开始了。

◇ 肌肉量减少：肌肉是你身体里最“费电”的器官，也就是说，肌肉在安静状态下消耗的能量比脂肪多得多。所以，肌肉量高的人，基础代谢率就高，你就更容易瘦；而如果肌肉量减少，你的基础代谢率也会跟着下降。年龄增长后，激素水平的变化会让你更难维持肌肉量。比如，男性的睾酮、女性的雌激素水平都会随着年龄下降，这些激素与肌肉的生长密切相关。30岁以后，人的肌肉量会以每年3%～8%的速度递减，这就让你的基础代谢逐渐变慢。

◇ 激素水平变化：甲状腺激素、胰岛素、瘦素、饥饿素等激素调节着你的代谢过程。当人到中年时，这些激素的分泌也会随年龄改变，比如甲状腺激素下降，会让代谢率降低；胰岛素水平波动会影响血糖调节；瘦素（调节食欲的激素）水平降低，导致你更容易饥饿、摄入热量过多，基础代谢就慢了。

◇ 身体活动减少：随着年龄增长，很多人活动量减少，可能是因为工作忙碌、家庭责任大，或者本身的精力和体力有所下降。而久坐是“基础代谢的克星”，长时间不动，身体会进入“省电模式”，让你的代谢效率降低。

◇ 睡眠不足、压力大：基础代谢与你的睡眠和情绪也有关。当你睡眠不足、压力大时，身体的皮质醇水平升高，会影响你的代谢率，导致你更容易储存脂肪。而且，缺觉还会让你的瘦素分泌减少，饥饿感增加，让你吃得更多、动得更少，进一步影响基础代谢。

基础代谢率会随着年龄的增长而降低，但你可以通过增肌、补蛋白、规律饮食、加强运动这些方法，把你的基础代谢“调高”，让身体变成一个燃脂机器。别让年龄和代谢成为你的绊脚石，主动掌控身体的变化，你就能保持一个年轻、紧实的好身材！

我的瘦身血泪史：肉肉体型爆改计划

你可能会问，既然“发福”是年龄的“必然结果”，那是不是就没办法了？当然不是！虽然年龄是不可逆的，但你可以通过饮食、运动、生活方式的调整，来保持一个紧实、有活力的年轻体态。

1. 那些年，我折腾过的“减肥神器”

我的身高并不高，严格测量是1.595米，学生时代最瘦时体重是88斤。但为什么那时看起来不瘦？因为我吃了比例不好的亏。比例好的159米女生，线条凹凸有致，一样玲珑可爱；而我，五五身材加上H腰身，像个行走的水桶。青春期的我还没意识到形体的问题所在，只是为个子不高而哀叹。

后来不知什么时候开始，我发现自己走路时竟是外八字。每逢我跑步、骑自行车时，背后都有很多同学会笑话我。当时觉得，上帝给我关上了一扇门，然后……就去睡觉了。五五身、H腰身，再加上外八字，种种“缺陷”让我一度自卑又无奈。我的助理CiCi和许多了解我的人，知道我天生是翘不了二郎腿的。以前我有一个外号叫作“Muscle姐”，意思是肌肉女。大家说我不是胖而是壮，这时我才发现自己身上肌肉多。我没有去练，哪来的这么多肌肉？因为有碍美观，我做梦都想改变。

当时我受到很大的冲击，对着镜子360°看了几遍，发现自己不仅没有曲线感，还挺胖的。从初中到大学，我被很多人叫“Muscle姐”时还没有不开心，因为觉得壮不代表丑。当有了舍友这个“美的对照物”后，我开始想着能不能通过后天努力，变得苗条、好看一点？

有些女孩选择做运动，但当时我已经在电商创业，每天忙得披头散发。于是我选择了最轻松的“捷径”——喝减肥茶。我开始尝试电视广告里的“大印象”减肥茶、“碧生源”减肥茶，一天排便三四次。一顿操作下来却并没有效果，因为它让你拉出来的都是水分，无法把你变成一个瘦子。

回想我的大学减肥路，也要称自己一句“狠人”。减肥茶没有效果，我就又下了点“猛药”。2004年，微商开始兴起，减肥药是最大的爆品之一。那时还没有广告法，铺天盖地是浮夸的对比图、疯狂的营销文案，“躺瘦”“一个月瘦20斤”“从XL码变S码”等，试问哪个胖女孩不心动？我满怀期待地买了一个疗程三大盒，一吃下真的就在床上躺一天，明显感觉心慌、口臭。我饿了不靠吃而是闻，只要去饭堂走一圈，闻到饭香的味道就饱了，整个人懵懵的状态。在这种减肥药的“加持”之下，我确实瘦到了巅峰时期的88斤。但我发现，即使瘦成皮包骨头、脸凹脱相，仍没有呈现出理想中的好身材。H腰还是H腰，水桶形还是水桶形，只是由大点的水桶变成了小点的水桶。我的身体依然没有线条感，没有纤细的紧致感。

那时我对减肥的理解很低级，认为减肥只是掉秤的数字，并不知何谓体脂率，也不知瘦要兼顾紧致和形态。从92斤减到80多斤就是成功吗？不然。随着我的认知慢慢提升，才知道身材管理一是减脂，二是塑造体态。

2. 来自婚姻的一拳重击

大学时期，我一边忙着创业，一边忙着试各种减肥产品，但身材始终没有达到我的理想状态。毕业后不久，我就结婚了。2010年怀孕，我迎来了人生中的体重巅峰。

生产过的妈妈们知道，产妇进产房前需要称体重。我在第一个孩子生产前，体重猛涨到150斤。以我1.6米不到的身高来说，是很离谱了。在怀孕的最后一个月，我感觉小腿都快断了，像两根柱子支撑着庞大的建筑般摇摇欲坠。我开始反思，为什么能放任自己的体重涨到150斤？当我生完第一个宝宝后，体重是130多斤，出完月子还有110多斤，之后一直稳定在110斤。

那段时期我没有想到减肥，因为我不是在怀孕，就是在生育。生完第一个孩子后的第四个月，我又怀孕了，体重又升到150斤。2012年，老二出生。紧接着2013年，我怀了老三。在这四年半中，我连生了三个孩子，其间一直没有瘦过。当我生完老三以后，发现了前夫不忠的秘密……我曾经以为，自己只要尽到了一个女人应有的责任，全心全意付出爱和青春，就会被伴侣好好对待。但现实中，我得到的是一张松垮疲惫的脸、一个体重120多斤的身材和一个背叛我的伴侣。

我曾天真地想：是不是我再漂亮一点，再瘦一点，这样的事情就不会发生？以大众审美来看，我的前夫外表不错，加上他懂得包装自己，彰显他的财力，发福的我站在他旁边，大概会给人一种“王子配猪扒”的第一印象。当他带我出门时，别人都用异样的眼光看着我，仿佛在说：凭你这样，配得上他吗？

那时候我明白，应该整理和打扮自己了。我开始化妆，买新的衣服、鞋子和包，学习穿搭，确实像样了一些，但始终觉得怪怪的。那时还没意识到，这些外在的加持不过是欲盖弥彰，企图用衣服掩盖我肥胖的身体，而我真正需要的是减重。

为什么我当时没有意识到呢？也不全怪自己。每个女人在减肥路上，都会碰到一些人告诉你：你不胖，你很瘦。就像服装店的老板对着一个穿上紧身衣，却露出“米其林肚腩”的顾客说：“你穿得太好看了。”有的人或许是善意的，有的人或许别有用心，但重点不是别人怎么说，而是你想成为怎样的人。

你可以在夜深人静之时，用镜子好好审视一下自己：我是不是被别人的糖衣炮弹蒙蔽了双眼？这真的是我想要的样子吗？

我在110斤时，商场里任何一家服装店的衣服都得穿L码。试衣镜前顶着一头显得颧骨更突出的短发，挂着两道深深的法令纹，整个人憔悴又显老。要妆感没妆感，要质感没质感，要轮廓感没轮廓感，我好看在哪里呢？后来又发生了一件事，让我打碎了自认为美的滤镜。

我的前夫联合香港团队做了一款面膜，想要找一位面膜代言人。当时大家一致认为公司某同事的女朋友非常适合。我就反问自己：我是老板娘，竟然不找我代言，而要找一个没有名气的女生？她很漂亮吗？

我这才真正地清醒，自己并不是有的人所说的那么“美”。我需要的不仅仅是穿衣打扮，更重要的是整个气质的提升。

3. 我的“魔鬼式”健身时代

从代言人事件之后，我开始知道，健身才是正路。我真正踏入一个“魔鬼式”健身时期。在私教的指导下，每天不停地锻炼。教练根据我的身材制定了不同时期的方案：什么时候该练背，什么时候该练腰，怎么发力，等等。我也真正体会到了，什么叫咬碎牙齿往肚子里吞。锻炼真的辛苦，承受肌肉的撕裂感，被饥饿与疲惫反复折磨，只有体会过的人才懂。我就是这么熬过来的，在教练的一次又一次倒数声中，拼命做完最后一个动作。

所以，当看到电影《热辣滚烫》中，一身腱子肉的杜乐莹从选手通道里走出来的那刻，我不禁热泪盈眶。天知道这个女人背后付出了什么！永远不要嘲笑一个为了变好看的女人，也永远不要低估一个减重成功的女人，她们身上的潜力无比巨大。

在这两年的正规训练的过程中，我明白了一个道理：专业的事就得交给专业的人做。我为什么要请私人教练？其一，每个人要锻炼的重点不一样，每个人想改善的部位也不一样。专业人士的指导，会让你的健身塑形效率更高，还不会因为错误发力而伤到自己。

其二，如果没有私教指导，只靠自己坚持不了多久。锻炼是一件需要长期坚持的事情，如果你坚持不下去就没有效果，或者说坚持不到它起效的那一天。如果你开了健身房的卡，但没有私教指导的话，除非你是专业运动员，否则都是白花钱。

后来，我开始学习普拉提。不得不说，器械普拉提让我找到了自己热爱的运动方向。它很适合我，并让我重新认识到什么叫作“身材好”。我过去以为身材好就是瘦，现在才知道既需要合适的体脂率，也需要匀称的身材比例和挺拔的体态。

（1）体脂率

体脂率是指人体的脂肪和肌肉比例，并非越低越好，而是要有一定的肌肉线条。若体脂率过低，便是瘦到皮包骨，甚至营养不良，也不是健康的瘦。锻炼前我的体脂率是37%，2年锻炼后我的体脂率是23%，而且身材拥有曲线感，从“水桶”慢慢地向

“葫芦”过渡。对于过了30多岁的女人来说，最好的整容是减重，控制体脂率。你会发现自己的五官像岛屿一样，从大海中裸露出来，开始展现出一点骨相美。

（2）身形比例

身形比例是指视觉中，你的胸腰臀三围比例，以及上身跟下身的比例。好的比例是人们常说的“显高”“九头身”“大长腿”既视感。这些都可以从专业锻炼中得到。以前我是H腰，看起来是五五分；当有了腰身之后，感觉自己的腿好像二次发

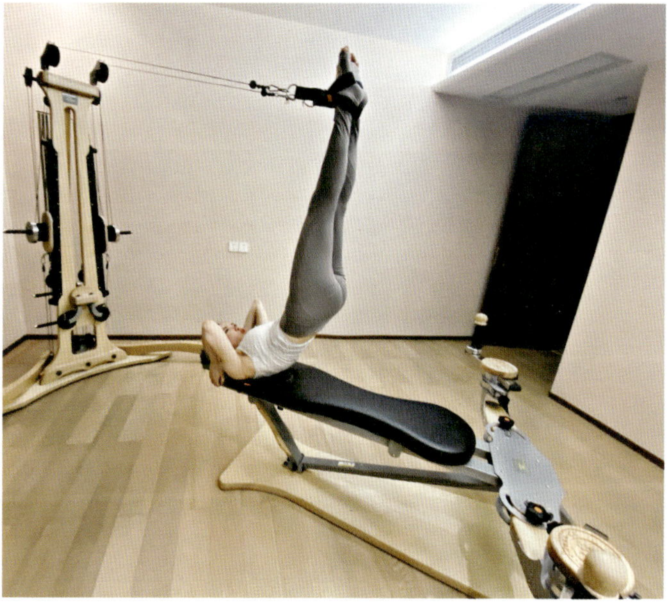

图16 器械普拉提

育般的“长高了”。超模们的身形比例，都不是身子长，而是腿长。

（3）体态

体态包含了姿态、举止，乃至风度。为什么有的人静静站在那里，就像一幅画，很有观赏性？为什么有的人一抬手、一投足、一颦一笑，都让人挪不开眼睛？这就是体态的魅力。以前我含胸驼背、脖子前倾，腿也不直，毫无气质可言。我花了很长一段时间，慢慢地一点点矫正。当你整个人都挺拔了，你的精神面貌自然而然就变好了。特别重要的一点是调整自己的心态。一定要自信！哪怕你现在不是最佳体型，也要自信地昂首挺胸、正视前方，拿出挺拔的气场来。

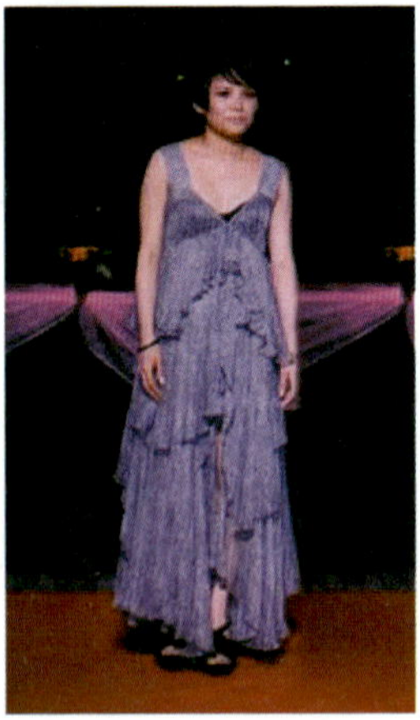

图17　2013年的体态

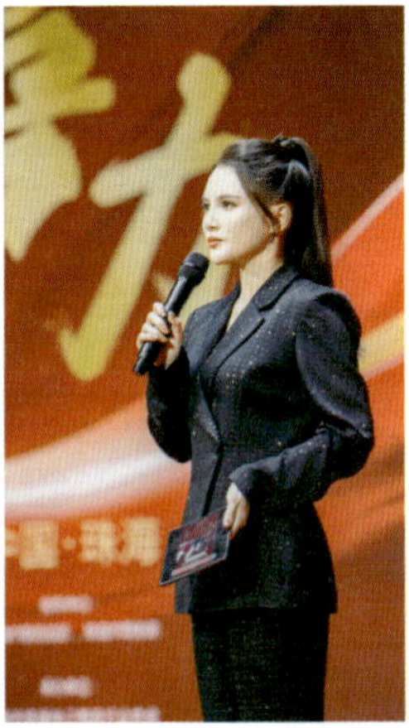

图18　2023年的体态

在我看来，以上三者加起来才叫作身材管理，而不是单一的瘦。不得不说，身材变好之后，人会变得很快乐。人生信条不再是“人生苦短，尽情吃喝”，而是“人生苦短，尽情漂亮”。好身材才是女人永久的时装！

4. 一个爱吃甜食的人如何自律

为了控制体脂率，我除了运动，还有必不可少的改善饮食习惯。例如，高油、高糖、高热量的食物，以及碳水化合物类食物特别容易囤积脂肪，我开始减少此类食物的摄入。我以前是个很爱吃甜食的人，爱喝奶茶、爱吃蛋糕等甜点。于是我慢慢地戒掉，从多吃到少吃，再从少吃到不吃，这是一个循序渐进的过程。以下分享4个改善体脂率、美化体型的方法。

（1）戒断

很多人为了控糖、戒糖，总想着一下子就戒掉。但减过肥的人都知道，戒碳水类食物挺痛苦的，因为我们从小吃碳水类食物长大。你不要一下子戒掉，因为身体还没适应低碳水饮食结构，旧习惯容易反弹。建议通过逐渐减量的方式来戒，甚至可以不用戒，改变你的饮食结构即可。例如，你用餐时先喝汤，后吃青菜，再吃蛋白质，也就是肉类，最后才是淀粉类。通过这种进食顺序的改变，你会发现基本上很难吃得胖。其原理是先让高纤维的食物和水分占领你胃里的大部分空间，这样其他食物自然就吃得少了。

（2）打底

在大吃大喝之前，给胃打个底。例如，你今天有聚餐，要吃席、打火锅等，在吃一些高热量食物之前，先用一些有饱腹感的产品打底，如含天然植物成分（如燕麦、苹果、桑叶等）的纤维粉，之后再享受美食。当然，打底是紧急策略，避免暴饮暴食、美味有度才是长久之计。

（3）减脂不减气血的一日三餐

分享一下我的一日三餐饮食原则。早上8点，中医上叫“胃经当令”，是生发阳气，也是容易积累身体废物和毒素的时候。一定要好好吃早餐，来唤醒身体的能量，调动各个器官的机能。如果你容易疲倦和生病，整天精神萎靡的，早餐的重点是养脾和养肾。我推荐五黑粥（黑米、黑豆、黑芝麻、黑木耳、黑枣）配上健脾的食物，如玉米、红薯、小米等。如果你想要头发又黑又密，可以用九晒九蒸的黑芝麻粉加入酸奶来喝，好吃又健康。

午餐在12点左右，重点是及时吃。长期不按时吃饭者，容易得胃病。12点是最佳午餐时间，“心经当令”，主打养心，促进回血和新陈代谢。这一餐营养要全面，如莲子、百合、红枣等都是养心的食物。午餐我一般吃蔬菜、少量的肉，外加一碗花胶或燕窝，保证维生素、蛋白质和矿物质的摄入。

晚餐最好在5点到7点吃，以养肝为主。40岁保持身材的秘密之一，是7点后不吃任何东西。肝脏最大的作用是排毒，一定要好好呵护，所以不要想着不吃晚餐来管理身材。

近年来，不少人推崇“轻断食”。其实这种方式最早流传于佛教僧侣、瑜伽行者之间。在一定时间内停止正常饮食，只喝水和吃少量的食物，目的是进行一次全面的身体自我净化，激活人体自愈力，达到清理肠胃、排出毒素、塑身养颜的效果。

但请注意，轻断食是有门槛的。第一，轻断食不是绝食，而是恰当地少吃，控制卡路里的摄入。

第二，体重过低者不适合轻断食。你可以用体质指数（BMI）评估下自己。BMI =体重÷身高的平方，小于18.5kg/m^2为体重过低。

第三，消化功能差者也不适合。如果你平时有中上腹部不适，如反酸、反食、胃痛，甚至胃糜烂、胃溃疡等症状，那么饮食应定时定量、少量多餐，不宜轻断食。如想尝试，建议在专业人士的指导下进行。我们需要的是健康塑形、科学减重，任何令你出现疲倦、月经不调、肤色暗黄，甚至昏厥等的方式，都是不可取的。

尽管轻断食不适合所有人，但其原理有可取之处，就是不要总吃得太饱！如果你吃得太多、太饱，不仅不能养血气，还会成为身体的负担，反而得靠消耗血气来清理多余的脂肪和废物。人体的五脏六腑就像一个血气加工厂，食物是原材料，而加工能力是有限的，所以得控制进食量，否则五脏六腑会超负荷工作。

古人有个养生理念：“若要百病不生，常带饥饿三分。”为什么保持适度的饥饿感有利于健康？这是“虚”的妙用。道家云，虚则灵。这与“谦虚使人进步，自满使人落后”同理，给身体和心灵一些伸展的空间，维持“虚灵”的状态，才能更加清醒、更加健康。

但还是那句话，适量适度是关键。不同体质、生活方式的人对于饥饿的适应度有所不同，你需要根据自己的情况来调整。

通过运动和饮食的改良，我不仅降低了体脂率，还有两个收获。一是清淡饮食、科学进食的习惯。这个习惯可以保证长期的营养和脂肪摄入量达标，稳定我的体脂率。二是身材围度得到了改善。原来几乎0弧度的侧腰，有了点葫芦线雏形。形体上，原来的溜肩、驼背、麒麟臂、大肚腩也都没有了。

中年女性如何做到“年龄成谜，身材无敌”？

40岁、50岁以上的女人能有身材“冻龄”感，是因为背后日复一日的努力。不要小看她们，你不知她们花了多少心思，漂亮是她们应得的回报。接下来为整理一些比较普适性的、科学的塑形瘦身方法。

1. 饮食：聪明吃，吃得对

管住嘴，说起来简单，但做起来可不容易。不过，我给大家几个饮食建议，你只要能把它们坚持下来，体重管理、保持身材都不在话下。

◇ 控制热量，平衡摄入。你要是想减肥，首先得“热量赤字”，也就是说你吃进去的热量要比你消耗掉的少。但别太极端，不要搞节食那一套，饿得难受不说，反而会让你的基础代谢更慢，导致“越节食越胖”。所以，你可以选择低卡路里、高营养密度的食物，多吃蔬菜、水果、全谷物、瘦肉、鱼，而少吃油炸食品、甜食、加工食品。这样既能控制热量，又能保证营养。

◇ 多蛋白质，维持肌肉量。年纪大了，最怕的就是肌肉流失，所以你得多吃蛋白质来维持肌肉量。蛋白质还能让你有饱腹感，防止你摄入过多热量。可以多吃鸡蛋、瘦肉、鱼虾、豆腐、牛奶这些优质蛋白。

◇ 好油脂，平衡激素。不要害怕吃脂肪，脂肪对身体健康和激素平衡是必不可少的，但要吃“好油脂”，比如橄榄油、牛油果、坚果、亚麻籽油这些富含不饱和脂肪酸的食物，有助于调节激素平衡，减少炎症。

◇ 少食多餐，规律饮食。一日三餐要规律，别总是一顿吃撑一顿饿着。可以少食多餐，让身体保持一个平稳的血糖，避免暴饮暴食。

2. 运动：练出好身材

管住嘴，迈开腿，身材才有可能变得更好。不过，很多人会问，“我到底应该做什么运动？”别急，我给你一些具体的运动建议，从有氧运动到力量训练，再到拉伸与柔韧性练习。手把手教你怎么练，保证让你不仅瘦，还有型！

（1）有氧运动：燃烧脂肪、提升心肺功能

每周至少150分钟中等强度的有氧运动（像骑自行车、快走、跳舞），或者每周75分钟高强度有氧运动（像跑步、游泳、拳击）。

◇ 骑行：我亲测过很多有氧运动，最推荐的一个就是骑车。因为骑车不仅能提升心肺功能，还能燃烧大量脂肪，而且骑车时关节的压力较小，不容易受伤，适合各个年龄段的人。我助理很喜欢周末沿着海边骑车，从情侣路骑到海滨公园，一来一回大约20公里，骑下来1个多小时，每次骑完感觉全身卡路里都在燃烧！而且，骑车看到的风景特别美，你一边运动一边欣赏海滨风景，根本不会觉得枯燥。我建议一周骑车3～4次，每次20～25公里，速度保持在15～20公里/小时。这样你一周能骑到80～100公里，燃烧掉1500～2000大卡的热量，效果绝对明显。记得买车的时候选择变速公路车或山地车，配备好头盔、骑行手套、车灯这些装备，既能保障安全，又能提升骑行体验。

◇ 跳舞：如果你觉得骑车太单调，不妨试试跳舞。无论是

尊巴舞、爵士舞、Hip-Hop，还是抖音上的热门舞蹈，只要你动起来、跳起来，就能消耗热量。而且跳舞对提高身体协调性、增强心肺功能都特别有帮助。我尝试过的是尊巴，属于高强度有氧运动，随便跳1小时就能消耗600～800大卡的热量，相当于你跑10公里的消耗。而且音乐节奏带动情绪，你会感觉更开心！一周跳2～3次尊巴，每次45分钟，能有效帮助你减脂增肌，让你在享受音乐的同时，燃烧掉身上的脂肪。

（2）力量训练：燃脂、塑形的好帮手

每周进行2～3次力量训练，主要目标是核心、下肢、上肢的力量，增加肌肉量，塑造紧致的身材。

◇ 普拉提：对于很多想要塑形的女性朋友来说，普拉提是绝佳的选择。普拉提是一种低冲击性的力量训练，强调核心肌群的训练，特别是腹部、腰背的塑形效果特别好，还能增加柔韧性、改善体态。我个人很喜欢普拉提，因为比较安静，强度也不太大。刚开始练的时候每周3次，每次60分钟，瘦腰、紧实腹部比较明显。而且练普拉提会让你的身材线条明显提升，整个人看起来更有气质，而且不再腰背酸痛。要想体验普拉提，你可以报个普拉提工作室的课程，让专业教练带你入门；如果没有时间，可以买一根普拉提阻力带，跟着网上的课程在家练习。每次练习45～60分钟，做全身的拉伸与核心训练，一周2～3次，坚持一个月，你就能感受到明显的变化。

◇ 哑铃训练：如果你想增加肌肉量、紧实身材，可以做一些简单的哑铃训练。哑铃是入门的力量训练器材，可以用它来练手臂、肩背、腿部等不同部位。别以为哑铃是男生的专利，

女生也一样可以通过哑铃训练来塑造紧实线条。可以从3～5公斤的小哑铃开始，做一些深蹲、弓步、卧推、哑铃侧平举的训练，每个动作做12～15次，每次3组，每周2～3次。你会发现，几周下来，手臂紧实了，腰线出来了。买一套可调节重量的哑铃，这样你可以根据自己的训练进度，逐渐加重。每周做2～3次全身训练，每次45分钟，动作可以从简单的深蹲、弓步开始，逐渐过渡到更复杂的动作。

（3）拉伸与柔韧：防止受伤，保持线条

每周2～3次的拉伸训练，帮助你的身体恢复和提高柔韧性。

◇ 瑜伽：练瑜伽不仅能让你更有柔韧性，还能减压、放松身心，让你的身材更有线条感。很多人做完运动后不做拉伸，结果肌肉“结块”，看起来线条不美观。而瑜伽能帮助你拉长肌肉，让线条更优美。可以选择去瑜伽馆练习，跟着教练学，也可以在家买个瑜伽垫，看线上课程自学。推荐练习猫式、下犬式、战士式这些基础动作，每次30分钟以上，动作流畅，尽量拉伸全身的肌肉。

◇ 泡沫轴按摩：运动后肌肉酸痛怎么办？用泡沫轴来按摩，既能放松肌肉，还能促进血液循环，帮助肌肉更快恢复。比如，当你练完腿部的力量训练后，可以用泡沫轴在大腿前侧、后侧、小腿这些部位来回按摩，每个部位滚压1～2分钟，这样肌肉不会过度紧张，第二天也不会觉得酸痛。买一根泡沫轴，运动完后花10分钟来按摩放松，坚持一段时间，你会发现运动后的肌肉疲劳明显减轻。

如果你想要一个一周运动计划，可以这样安排：

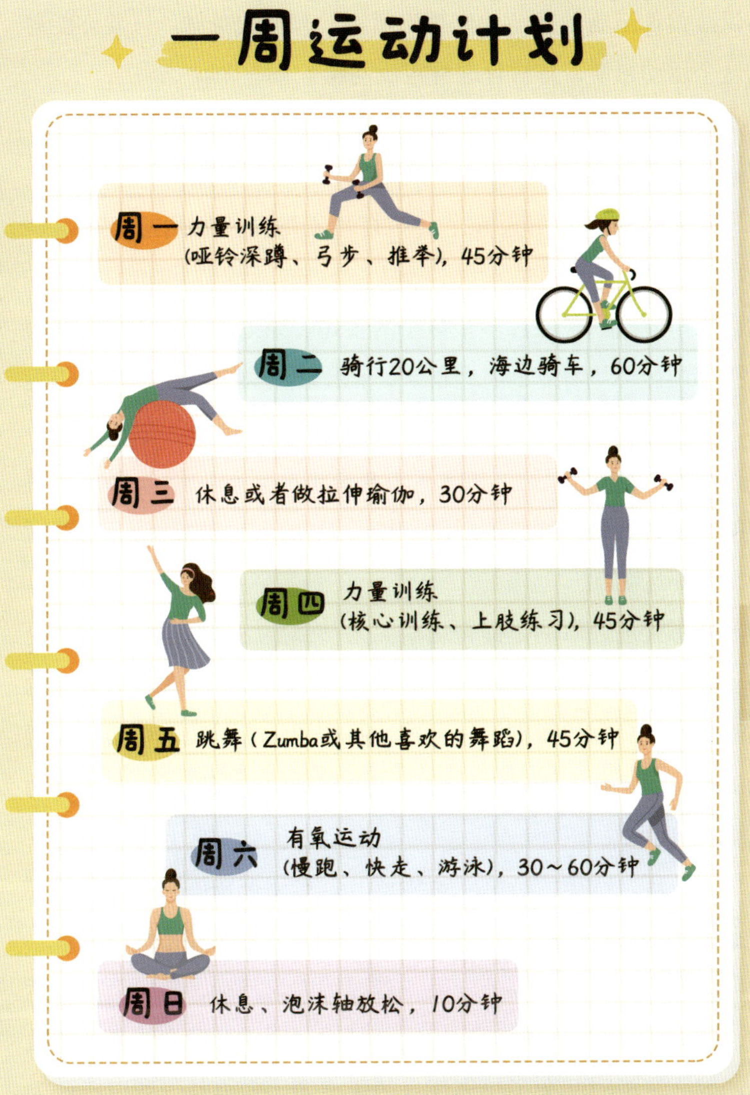
一周运动计划
周一 力量训练
（哑铃深蹲、弓步、推举），45分钟
周二 骑行20公里，海边骑车，60分钟
周三 休息或者做拉伸瑜伽，30分钟
周四 力量训练
（核心训练、上肢练习），45分钟
周五 跳舞（Zumba或其他喜欢的舞蹈），45分钟
周六 有氧运动
（慢跑、快走、游泳），30～60分钟
周日 休息、泡沫轴放松，10分钟

图19　一周运动计划

这个计划既包含了有氧运动、力量训练，又有拉伸与恢复，不仅能帮你减脂，还能让你练出紧实、有型的身材。只要你能养成这个运动习惯，身材管理肯定没问题。

（4）坚持是硬道理

多年以来，我每天晚上会雷打不动地坚持做两组运动。一组核心运动，一组提臀运动。女人一旦核心肌群力量不足，肚子就会松垮，特别是生过多个孩子的宝妈。如果你不锻炼核心肌群（腹部前后环绕身躯的肌肉群），会比正常衰老速度下松弛得更快，腰和肚子显得大，吃一点东西就会更大、更松。

因此，我每天晚上雷打不动地做核心运动，除非那天来月经的量多，就避开腰腹的运动。核心三件套是腰腹运动、背部运动、腿部运动。

我每天还会做的是提臀运动。为什么要练臀部？我生完三个孩子之后，发现臀部像摊开的馅饼一样，又松又宽。从臀和腿的比例来说，当你的臀部肉往下掉，腿在视觉上就短了一截。如果你的腿原来不长，则显得更短；如果你的腿原来挺长，则会沦为平庸。

近几年，欧美流行练“蜜桃臀”，希望把臀练大。这种需要专业的教练帮忙，新手不知道练哪块肌肉，会很容易练得变形。我们国人的先天臀部底子一般，若以练大为目标，需要上重量运动，撕裂后再重塑，比较难达成。其次，还需要配合饮食，如蛋白粉等。练得时间久了，你浑身的肌肉会比较强壮，所以以此为目标的人，需要考虑这种臀型是否适合你的身高和体型。

我每天练臀的方向仅仅是练紧，不易往下垂。我会做螃蟹步的动作，把臀练稍微紧致一些、有肉一些。紧致臀部曲线不仅对夫妻生活有帮助，也会提升你整体的身材比例。

3. 营养补剂：科学加持，身材更佳

运动和饮食是管理身材的“主角”，但对于想要事半功倍的人来说，营养补剂是达成目标的“辅助神器”。它们能帮助你减脂增肌、提升体能、补充营养，但选对、用对补剂也是一门学问。说实话，我有时候工作忙，没那么多时间运动，就会靠营养补充剂来维持身材。

常见的补充剂比如蛋白粉、鱼油、维生素D、左旋肉碱、益生菌等，我会根据每个阶段的身体情况进行补充，如果拿不准的，一定要听从专业人士意见，切忌过量。

另外特别说明一下，这几年风靡全球的减脂“神器”司美格鲁肽。它最初是一种治疗2型糖尿病的药物。它分为“降糖版”和“减重版”，给药剂量不同。其减肥原理是一方面降低血糖，改善胰岛β细胞功能，有利于血糖控制；另一方面增加饱腹感，降低食欲，从而帮助控制饮食，减少热量摄入。但每个人的身体状况、生活方式等不同，用来减肥的效果会有较大差异。如使用请一定遵循医嘱，也不能形成依赖性。

营养补剂不是万能灵药，它们是在运动、饮食的基础上，给你的身材管理“加把劲”。选对补剂、科学使用，让你更快地达

到减重目标。不过，补剂是辅助，关键还是要保持健康的饮食和运动习惯。包括司美格鲁肽，如果不结合饮食和运动管理，一旦停药体重可能会反弹，不是长期的体重管理方式。

4. 生活方式：从日常做起

保持年轻体态不光是“吃”和“练”，日常的生活习惯也很关键。

◇ 睡眠充足，减压调节：保持良好的睡眠非常重要。你晚上睡得好，激素分泌正常，身体代谢也会顺畅。而要是你老熬夜，皮质醇升高、瘦素下降，你的饥饿感会增强，身体代谢变慢，长肉就跑不了。所以，尽量保持规律作息，每晚7～8小时的睡眠，避免压力过大，学会放松减压。

◇ 多喝水，帮助代谢：水是生命之源，别小看喝水，保持水分充足能加速你的新陈代谢，让身体排毒更顺畅。每天喝够8杯水，你的身体和皮肤都会感激你。

◇ 坐不住，动起来：别老久坐，久坐会让你身体僵硬、循环不畅，还会影响代谢。要是工作时间长，可以每坐一个小时，起来走动5分钟，舒展一下筋骨。

5. 懒人法：借助塑身衣

有时候没时间运动，怎么维持身体的曲线呢？

前文说过，如果你觉得自己看起来壮、没有纤细感，第一注意腰臀比例。腰部处于人体的黄金分割位，是是否显比例的关键之一。我原来是水桶腰，付出了比他人更多的锻炼时间，但成效不显著。即使瘦到88斤时，我的腰部依然是直筒的。我深深地感受到：塑形没那么容易，每块肉都有脾气。我侧腰的肉就是太倔强！

后来我采用的“秘密武器”是穿体雕，一年四季每天穿6小时以上。白天起床开始穿，晚上回到家再脱下。这样坚持了3年，看到马甲线越来越明显，腹部也变得很紧致。很多人年纪大了会有小肚子，无论男女，瘦的人也会有，原因是内脏下垂了。如果你长期穿体雕，它以一个恰当的压力防止内脏下垂，等于把它们兜住，从而让小腹更平坦。但是体雕等塑身衣一定要坚持每天穿，偶尔穿一下没用。不能做到每天，也要至少一周穿5天，才有效果。如果你做不到，还是老老实实地运动和控制饮食吧。

瘦身加健身，“有型”不反弹

要想瘦得有型、练得漂亮，必须把瘦身和健身完美结合起来。不仅让体重减下去，还要练出紧实的线条，让身体更有力量感。

1. 目标明确，分阶段进行

瘦身和健身有不同的侧重点，如果你体脂较高，建议先从减脂开始，通过调整饮食、增加有氧运动来降低体脂率；等到体脂降到一定水平，再开始力量训练来塑造身材线条，增加肌肉量。

分阶段是个好策略，不要一下子什么都想要，得循序渐进。比如，可以先设定一个减脂目标，等达成了，再去制定增肌塑形的目标。

2. 饮食与运动互相配合

饮食和运动要互相配合，不要减肥的时候吃得太少，运动的时候又吃得太多。一般来说，在减脂期，你的饮食要注意热量赤字，适当控制碳水化合物和脂肪的摄入；而在增肌期，得多摄入蛋白质，保持“练得了、吃得下”，才能让肌肉长起来。

营养搭配也很重要，可以在运动前吃一些碳水化合物，补充能量；运动后吃蛋白质，帮助肌肉修复。

3. 适当休息，防止过度

减脂和增肌都需要适当休息，让身体有时间恢复。很多人拼命运动，但没注意休息，结果身体疲劳，代谢下降，效果反而不好。你得知道，肌肉是在休息时生长的，身体也是在休息时修复的，所以不要过度训练。一周至少休息1～2天，调整好状态再继续锻炼，才能事半功倍。

身材管理不是一朝一夕的事情，但只要你找到科学的方法，坚持饮食调节、适当运动、规律作息，就能瘦得更健康，练得更有型。年龄不应该是你放弃管理身材的借口，反而是你更该开始行动的理由。逆龄的路上，不光要“年轻”，还得“有型”！

4. 好身材加好皮肤，才是王炸

如果身材管理没有难倒你，那么美体管理就容易很多。好身材加上好皮肤，让你成为行走的“闪光灯”。美人不仅脸面美，身体也不会降分。全身都没有死角才称得上教科书级别的美人。她们的皮肤光滑、柔嫩，不会有痘痘、鸡皮、干燥之类的大瑕疵。

如何保养皮肤，才能拥有大美人般的皮肤质感呢？

（1）拒绝高碱性洗涤剂

沐浴露不建议选择超市里那些碱性很强的。不同酸碱性的沐浴露对肌肤的影响不同。碱性沐浴露容易破坏皮肤的自然屏障，洗完澡后皮肤容易干燥、粗糙，甚至引起过敏；酸性沐浴露可以清洁皮肤，控制油脂分泌，更适合大众肤质。我建议选择pH值为5.5～7的沐浴露，这个范围与皮肤的pH值较为接近，不会对皮肤造成负面影响。

如何判断沐浴露的酸碱性？如果是网购，可以咨询商家；如果想判断手上的沐浴露的酸碱性，可以查看成分表，或用pH试纸测试。倒出一点沐浴露，将一条pH试纸浸湿，然后贴在沐浴露上，稍等片刻会看到显色。如果试纸为红色，说明沐浴露为酸性；如果试纸为蓝色，说明为碱性；如果试纸为绿色，说明为中性。

此外，建议沐浴露每隔一段时间更换一次，一般3个月换一次。长时间使用同一款洗护产品，会让皮肤逐渐失去对沐浴露的敏感性，效果变差，甚至产生过敏反应。经常更换沐浴露可以避免这些问题，更有利于保持身体清洁和健康。

（2）坚持涂身体乳

无论是春夏秋冬，我每天洗完澡都会使用身体乳。和脸上涂面霜一个道理，体肤也需要长期呵护。这就是我40岁身上的皮肤还能保持嫩滑的原因之一。

涂身体乳需要注意一些犄角旮旯的地方，如脖子、腋下、腹股沟、膝盖、手肘等关节处。这些部位容易暗沉，色调比其他地方略深。为什么有的人看脸大概20岁，但是看脖子的皱纹有40岁？除了日常做手机低头党，还有一个原因是护肤忘记了脖子。我每次护肤会把脸和脖子一体化护理，脸用什么，脖子就用什么。脖子后的皮肤也不能放过，才能淡化脖子后的细纹。

身体乳可以带点美白成分，但不能操之过急，尤其是带烟酰胺等需要建立皮肤耐受的成分。我是通过坚持涂身体乳，再加上吃美白丸和饮食内调，实现全身白嫩肤的。

（3）手部护理

汉乐府长诗《孔雀东南飞》中，有句形容美人的手："指若削葱根。"意思是手指像葱白一样纤细、白皙、嫩滑。很多人护肤、美白会忽略手部，有些明星脸蛋保养得很好，手部则出卖了真实年龄。

我以前的手很黑，加上当时的审美力低，涂了个死亡芭比粉，犹如市场上卖的醋熘凤爪，又老、又黑、又多纹。曾有美容院的人问我："要不要给你的手打水光针？"我拒绝了。我是怎么拯救"醋熘凤爪"的呢？坚持涂护手霜。

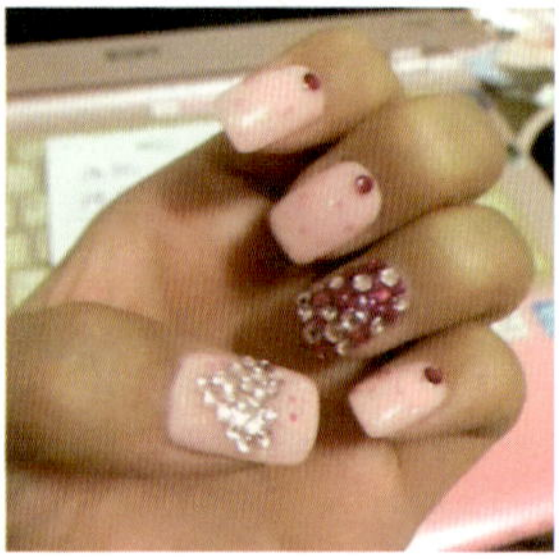

图20　以前的手部状态

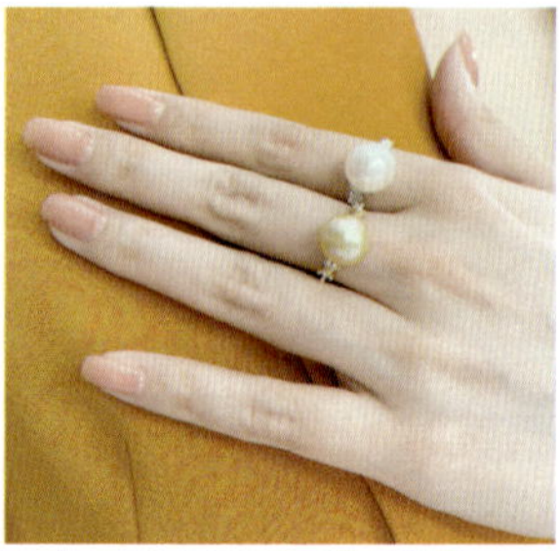

图21　现在的手部状态

我每天睡前一定会涂手霜，从外面回到公司会涂，等红绿灯时也涂，上完厕所洗完手也涂。包里、车里、办公桌上都会备一支手霜。有时没有手霜，就用不用的面霜代替。如果你白天没时间经常涂，那么建议睡觉前不能省。想想你白天手多忙，拿东西、开车、工作……各种活儿，手是真正的劳模，自然老得比较快，值得好好呵护。

5. 好身材为什么重要？

以上的锻炼、饮食控制、全身保养等，是需要日复一日地自律，才能体现出身材效果。那么，有没有一些稍微轻松、取巧的方法呢？

有的。有技巧的穿搭同样能修饰身材比例。拿我自己举例，我几乎不穿高领的衣服，原因是脖子偏短。我一般选择V

领、桃心领的上衣，将脖子线条拉长。天生五五分比例，或者矮个子的人，建议穿高腰裤。其原理亦是通过比例调整，来拔高身型。

近年来有个流行词叫“氛围感美女”。氛围感是指不单纯看五官的美，而是将身材、穿搭、神态、肢体语言等组合起来，营造出一种整体的美。无论男女，轻盈、纤长的身形更有减龄效果。

中年以上的人若能拥有健康、不发福的身材，代表的是背后的自律和魄力。为什么越来越多顶级精英都身材挺拔、热爱运动？近年来，商界掀起了一股“最炫肌肉风”。38岁的扎克伯格在网上高调宣布自己已完成墨菲挑战；59岁的亚马逊前CEO贝索斯练出了如同电影《速度与激情》主角那般的胸肌、腹肌和手臂；64岁的Apple CEO蒂姆·库克是出了名的“自律狂魔”，每天5点准时晨练……

为什么他们身材也能练得和好莱坞猛男一般？这就是所谓的“比你优秀的人还比你努力”。自律的人才能收获自由、健康和财富。要想管理好身材，没有捷径，只能靠自觉。

你的未来如何，取决于你当下的选择。如果你整日在家沉溺于刷手机和看电视，懒得运动，做着70岁以后都能做的事，那么这青春不是白白荒废了？

运动是一个人最好的“医美”，男性如此，女性亦然。我从产后120多斤，到如今稳定在96斤左右，这减去的20多斤足以让一个人焕然一新。有的人在人前风光靓丽，人后挥汗如雨，有在身体接近极限时逼自己一把的狠劲。人性是有弱点的，大脑也会使人产生冲动，而最难的便是时刻掌控它们。身材好的人，管住嘴、迈出腿，抵御了多少美食的诱惑，拒绝了多少放纵的机会？所以说，一个自律到可怕的女人，背后的这份力量在人生的任何挑战面前，都会有如虎添翼的作用。

如果说我最初的身材管理是出于职业需求，为了证明自己不逊于他人，那么到如今这些年坚持下来，我已不再向外求，而是向内求。这个过程中，我锻炼的不仅是身体，更是心灵，一颗坚定朝着自身目标前进的心，一颗为取悦自己而努力的心。希望我的这些经验，能够与你相互勉励。

06 心血护航

保养你的“发动机”

这一章来聊聊你身体里的“发动机”——心脏和血管。也许你觉得自己还年轻，心脏病这些老年人才有的问题离你很远，甚至想着：老钟是不是杞人忧天？

科学家预测人的最长寿命是128岁。为什么是128岁？因为人的其他器官可以人工再造，唯独心脏的人工再造很难。而心脏病已经是全球头号“杀手”，每年夺走数百万人的生命。心脑血管疾病不是老年人专属的疾病，如果你家人有心脑血管问题，本人也要注意保养和每年体检，因为这个病具有一定的遗传性。而且心脏病发病在旦夕之间，不管你是30岁、40岁还是50岁，都要提前储备好预防知识，有些不良的生活习惯当下就要改变。

我的家族心脏病史启示录

我小时候在爷爷奶奶家玩耍，看到奶奶每天会吃一个小丸子，名字叫作“救星”的药。当时不懂有什么用，只听大人们说，年纪大了，心脏就会不好。我的奶奶不到60岁就去世了，原因是多种老年综合征，而心脏问题便是其中之一。

也许是遗传原因，我父亲年纪大了后心脏也不太好，近年来患上心脏病，做了心脏搭桥手术。我慢慢意识到，我们在年轻时大多对心脏保养缺乏认知，对于可能存在的隐患毫无察觉，而它一旦出现问题，就是致命的级别。父亲心脏堵塞的原因之一是血脂浓度高，血管内杂质多。随着时间推移，这些杂质淤堵在血管中，若堵塞于心脏血管，会引发心肌梗死；若堵塞于脑血管，则导致脑梗死。

父亲从30多岁起，就有抽烟、喝酒的习惯，每次体检下来都是“三高”钉子户，但是一直都不重视。他们老一辈有个旧观念：时间会解决一切问题，放着不管一切都会好起来。诚然，人体具有一定的自愈能力，能够抵御部分疾病，但自愈并非万能。倘若他能早点调整生活习惯，或许可以避免手术之苦。然而，当他出现胸闷、心脏不适、易疲劳、易眩晕等症状时，心中所想的竟是忍忍就过去了。

终于有一天，他在家晕倒了。母亲着急地将他唤醒，最后他凭借顽强的意志，自己开车和我母亲去了医院。急诊一查下来，医生说他已经是严重的心肌梗死，需要立即动手术。于是母亲为他办理手续，他又自己扛着病体走进手术室。

2016年，父亲做了心脏支架手术。通过桡动脉或股动脉穿刺，导入球囊，扩张冠状动脉的狭窄处，然后植入支架，再把球囊回收，支架则留在血管内支撑狭窄部位，以此改善心肌缺血、缺氧状态。通俗来说，就是在血管堵塞或狭窄之处，用医用器材把血管撑开至正常宽度，增大血管直径，这样血流就能正常流动，减轻胸闷、胸痛等症状。

做完心脏支架后，还得看情况吃药巩固效果，定期进行血液、心电图、超声心动图等检查，监测支架情况。最重要的是保持良好的生活习惯，如合理饮食、适量运动、戒烟限酒等。同时，还需控制高血压、高血糖、高血脂等慢性病，以降低心血管疾病的发生风险，减少支架堵塞的可能性。

然而，2024年，也就是做完心脏支架手术8年后，父亲又做了一个手术：安装心脏起搏器。这是因为父亲极易感到疲惫，走一小段路就上气不接下气，完全不能剧烈运动，需要长时间在家卧床，一躺便是四五个小时。医生解释，正常情况下，心脏跳动时会将血液泵入心房，但如果泵血的肌肉收缩能力减弱，心脏便会供血不足，导致血压严重偏低。如此一来，人便会整日昏昏欲睡，毫无精神。心脏起搏器的作用在于辅助心脏肌肉运动。医生还提到，许多心脏病患者在做完心脏搭桥或支架手术后的数年，都需要做心脏起搏器植入或其他进一步的巩固治疗。

生活中，我的父亲意志力惊人，但此时我不觉得这是值得骄傲的事，因为过去他无数次身体不舒服，都是心脏发出的求救信号。我们作为身体的主人，应该重视和关照自己的健康，而不是忍忍就好。有些老一辈的人，既不想麻烦子女，又不愿花费金钱，甚至对医院怀有恐惧心理。最终却付出了更高昂的代价，无论是身体上还是经济上。如果父亲当年尽早干预，饮食上做些调理，其实是能控制在正常指标范围内的。

心脏类疾病确实会严重影响病人的生活质量。我父亲是活生生的例子，年轻时身体健壮、力大如牛，病了之后整个人都瘦脱相了，很多东西想吃也吃不了，很多运动想做也做不了，很多地方想去也去不了，生活质量大幅下降。

通过家人的治疗经历，我对心脏保养的意识一下子提高了。从饮食习惯开始，注意低脂、低盐、低糖。每年的体检都会检查是否有高血脂、高血压、高血糖等问题。过去人们以为，瘦的人就不会有三高问题。实则不然，虽然肥胖者罹患“三高”的概率更高，但瘦的人也可能中招。比如，我体重正常，看起来偏瘦，但是血脂偏高。这与我的生活作息和饮食习惯有很大的关系。一方面，遗传因素，我祖母、父亲有心脏病问题，可能基因决定了我的血液比别人的浓稠。另一方面，我过去喜爱吃肉，很少吃青菜，又偏好甜食。这些因素共同导致我的血液较为黏稠，脂肪含量偏高。

当下职场上竞争激烈，人人都在努力拼搏或被迫应战。但你知道吗？无论从事什么工作，到最后拼的都是体力。若无健康的身体，何来体力？人的职场寿命长达 40 年，宛如一场超级马拉松，比的并非初始的速度，而是持久的耐力，看谁坚持到最后。若想超越那些比你更有背景、更聪明、更有经验的人，唯有付出更多、更持久的努力。

许多年轻人并非没有工作动力，而是没有工作体力。其实，每个活儿干到最后都是体力活。如果身体不行，干什么都力不从心，脑子也不好使。为何众多老戏骨能够成为演艺界的楷模？为何刘德华在 60 岁时仍能出演武打片？仅凭借对表演的热爱吗？

是因为他们拥有充足的体力和强健的体魄，来支撑高强度的拍摄工作。许多高龄演员保持体型，本质上是为了维持体力，一些情绪起伏较大的戏份若无体力作为后盾，根本无法完成。

普通人工作亦是如此，生病时容易烦躁，对工作心生厌恶；但一旦身体康复，吃得香、睡得好，便又能精神抖擞地投入工作。凭你如何“天生丽质”，过了25岁，依然需要足够好的体力来支撑。别以为25岁的人体力一定比50岁的人好，这取决于你对自身的健康是否足够重视，是否持之以恒地锻炼！

胸闷、心悸、疲倦……可能是身体在呼救！

你是不是觉得自己挺健康，没什么不舒服，心脏好像也没什么毛病。但是心脏和血管的问题，往往是悄悄开始、慢慢积累的，等到你真感觉到胸闷、气短、心悸的时候，可能问题已经很严重了。我们先来看看不同年龄段的女性，心脏和血管会出现什么样的潜在问题。

1. 30 岁：你觉得很健康，其实心脏在“隐忍”

30岁左右的人，大部分都是职场的中流砥柱，正处于拼事业的黄金期。年轻气盛，想着每天冲锋陷阵，但有时候会不会觉得心好累、身体好疲惫？你以为是工作太累，休息休息就好，可很多人其实不知道，30岁左右，你的心脏和血管已经开始“隐忍”你的各种不良习惯了。

◇ 压力大，心脏累：30岁的女性，可能正处于事业上升期，面对职场压力、生活琐事、家庭责任，常常感觉焦虑、紧张。你知道吗？压力是心脏的最大敌人。长期处于高压状态，体内的皮质醇水平升高，心率加快，血管收缩，增加心脏病和高血压的风险。

◇ 饮食不健康，心血管“抗议”：30岁的人平时应酬多、外卖多，常常高油、高盐、高糖地吃，心脏负担其实已经很重了。很多人觉得自己还年轻，多吃点油炸食品、喝点酒没事儿，但这种不健康的饮食会让你的血管越来越堵，血脂慢慢升高。

◇ 疲劳感、心悸、神经官能症：你是否有时候莫名其妙地心悸、头晕、乏力，甚至胸口还隐隐作痛，睡觉也睡不好？你可能觉得这是“神经衰弱”，其实很多都是心脏早期问题的表现。神经官能症，本质上就是压力和情绪对心脏和血管造成了影响。

（1）大厂职业病

我想聊聊一种非器质性的疾病，是我身边这个年龄段的大厂姑娘的常见病。据我的好友说，她曾经因为心脏不舒服，去杭州市余杭区第一人民医院看病。医生让她做了心脏彩超，背了动态心脏监护48个小时，最后诊断结果是“建议放松心情”。医生说这种病症的人在余杭一抓一大把。

这个问题叫作神经官能症，又叫“植物神经功能紊乱”，但不是严格意义上的心脏病，是大厂的职业病。

（2）神经官能症的“花样百出”

神经官能症的症状有时候挺“迷惑人”的，因为它不像心脏病、心肌缺血这些可以通过心电图、心脏超声来确诊，而是靠你自己的身体感觉。患者常常感到胸闷、心悸、乏力、头晕、失眠，甚至觉得心脏莫名其妙地疼痛或跳得特别快。它常常表现为以下几种症状：

◇　“心脏跳太快了”“像石头压在胸口”：经常感觉心脏跳得很快，像是快要跳出来一样，尤其是在紧张、压力大的时候，心悸会更明显。或者胸口发闷，呼吸不顺畅，像被一块石头压住。大家会误以为这是心脏器质性疾病的主要症状。

◇　“怎么都睡不醒”：乏力、头晕，总是提不起精神，疲惫不堪。即使睡了一晚上，还是感觉头晕脑涨、浑身无力。神经官能症经常会让人睡不好觉，入睡困难、容易早醒、睡不安稳，导致白天精神不佳。

◇　“随时随地会爆炸”：心情常常莫名其妙地烦躁、焦虑、沮丧，很容易被一些小事激怒，心情难以平复。

（3）心脏受伤的幕后黑手

神经官能症并不是心脏本身的疾病，而是植物神经系统失衡，引起心脏的不适。植物神经系统就像是身体的一根“看不见的线”，调节着心跳、呼吸、消化、情绪等。当你长期处于压力大、精神紧张、情绪波动的状态下，植物神经系统就会“罢工”，让你的心脏出现各种不适。

◇ 压力和情绪失控：现代生活压力大、节奏快，30多岁的女性往往面临着工作、家庭、情感等多重压力。压力会刺激交感神经，使心率加快，导致心悸、胸闷等症状。

◇ 作息不规律，身体疲劳：熬夜、加班、不规律的生活节奏，会让身体的生物钟紊乱，交感和副交感神经失去平衡，导致神经官能症的出现。

◇ 缺乏运动：久坐不动、缺乏锻炼，会让身体代谢变慢，交感神经系统失衡，血液循环变差，心脏的压力增加。

2. 40岁：心脏健康的“转折点”

40岁的女性进入了“中年期”，身体代谢开始变慢，心血管的负担也开始加重。很多人到了40岁，突然发现自己血压升高、胆固醇水平变高，心脏问题开始“露头”。

雌激素下降，高血压风险增大：女性到了40岁左右，雌激素水平开始波动，对心血管的保护功效降低，高血压的发病率迅速增加。压力大、熬夜、情绪不稳，都会加重血压波动。

动脉硬化，心脏“供血不足”：到了40岁，很多人的血管弹性开始变差，血管壁慢慢硬化，血流受阻，增加心绞痛、心肌缺血的风险。特别是一些有高血压、高血脂的人群，动脉硬化的进展会更快，心脏的供血能力也会受到影响。

3. 50 岁：心血管问题的“高发期”

50岁的女性，很多已经进入绝经期，心脏和血管的健康开始受到“多重打击”。心血管疾病的发病率大幅增加，心脏病、中风、动脉硬化的风险都会上升。

◇ 雌激素骤降，心脏保护伞消失：50岁左右时，女性的雌激素水平急剧下降，对心血管的保护作用明显减弱。研究显示，绝经后女性的心血管疾病发病率比男性更高。

◇ 高血压、高血脂、糖尿病多病共存：50岁以后，心血管问题往往不再是单一的，而是高血压、高血脂、糖尿病共存，形成代谢综合征，严重影响心脏健康，增加心肌梗死、心力衰竭的风险。

◇ 心脏“劳损”，心力衰竭风险增加：50岁以后，很多人的心脏功能开始明显减弱，心室壁变厚、心肌收缩力下降，加上血压不稳定、血管硬化，心脏的泵血能力越来越差，容易出现心力衰竭的问题。

定期应做的 5 个检测

要想心脏和血管年轻，除了日常的保养，定期检测是非常重要的。你可能会疑惑，哪些检测项目是必须做的？又该看什么数据？

1. 血压检测：了解你的“压力表”

血压反映了心脏和血管的压力状况，是心血管健康的基础指标。收缩压（高压）和舒张压（低压）是血压的两个关键数据。

◇ 收缩压：心脏收缩时，血液冲击血管壁所产生的压力，理想值应小于120 mmHg。

◇ 舒张压：心脏放松时，血液流经血管时的压力，理想值应小于80 mmHg。

◇ 什么是高血压？收缩压≥140 mmHg和/或舒张压≥90 mmHg，就属于高血压，需要引起警惕。

建议30岁以上女性每年至少测量一次血压，如果有高血压家族史或头晕、心悸等症状，建议每周监测一次。

2. 血脂检测：监测你的“油量”

血脂检测包括总胆固醇、低密度脂蛋白（LDL）、高密度脂蛋白（HDL）、甘油三酯，这些数据可以反映血液中的脂质水平，关系到血管的健康。

◇ 总胆固醇（TC）：反映血液中所有胆固醇的总量，理想值应低于5.2 mmol/L。

◇ 低密度脂蛋白（LDL）：俗称“坏胆固醇”，它的升高会增加动脉粥样硬化的风险，理想值应低于3.4 mmol/L。

◇ 高密度脂蛋白（HDL）：俗称“好胆固醇”，能够帮助清除血管中的脂肪，理想值应高于1.0 mmol/L。

◇ 甘油三酯（TG）：一种由长链脂肪酸和甘油构成的脂肪，过高可能导致脂肪肝、胰腺炎，理想值应低于1.7 mmol/L。

建议30岁以上女性每年做一次血脂检测，了解血液中的脂质水平，特别是总胆固醇和LDL水平。如果你有高血压、糖尿病或肥胖问题，建议每6个月检测一次。

3. 血糖检测：掌控“甜蜜的负担”

血糖反映你的葡萄糖代谢情况，是判断糖尿病、胰岛素抵抗的重要指标。主要看空腹血糖和糖化血红蛋白。

◇ 空腹血糖（FPG）：空腹8小时后测量的血糖水平，理想值应低于6.1 mmol/L。空腹血糖高于7.0 mmol/L，需要警惕糖尿病风险。

◇ 糖化血红蛋白（HbA1c）：反映近2～3个月的平均血糖水平，理想值应低于6.0%。HbA1c高于6.5%，表明血糖控制不佳。

建议30岁以上女性每年查一次空腹血糖，如果有糖尿病风险或家族史，建议查糖化血红蛋白，了解长期血糖水平。

4. 心电图（ECG）：心脏的“轨迹图”

心电图（ECG）是一种检测心脏电活动的检查方法，可以了解心脏的心律、心肌缺血、心脏肥大等问题。

◇ 正常心率：心电图可以看出你的心率是否在正常范围内，理想的心率应该在60～100次/分钟。

◇ 心电图波形：通过心电图的波形，可以发现是否有心律失常、心肌缺血、早搏等异常情况。

建议40岁以上女性每年做一次心电图检查，特别是有心悸、胸闷、心脏病家族史的女性，更要及时检查。

6. 心脏超声（Echocardiography）：心脏的“影像片”

心脏超声能更详细地了解心脏的结构和功能，可以检测心室肥厚、瓣膜病变、心肌功能等问题，是心脏检查的“黄金标准”。

◇ 心室大小和收缩力：通过心脏超声可以看到心室的大小、形态和收缩能力，判断心脏功能是否正常。

◇ 瓣膜功能：了解心脏瓣膜是否有增厚、狭窄、关闭不全等问题。

建议40岁以上女性每1～2年做一次心脏超声检查，如果有高血压、糖尿病或心脏病家族史，建议每年做一次。

心脏 8 个警报信号，你收到了吗？

以下8个信号可能预示着心脏在发出警报，千万不要忽视。

1. 胸痛、胸闷

胸口感到疼痛、压迫、发紧，尤其是活动时加重，休息后缓解，可能是心绞痛或心脏缺血的表现。

2. 心悸、心慌

突然感觉心跳很快、很重，或者有心跳不规律、漏跳的感觉，特别在情绪激动、体能活动后出现，要警惕心律失常。

3. 呼吸困难、气短

在日常活动、运动、爬楼梯，甚至平躺时出现呼吸急促、气短，可能预示着心脏功能下降。

4. 下肢水肿

不明原因的下肢、脚踝水肿，尤其是夜晚加重，可能提示心力衰竭或心脏供血不良。（这个我很有经验，别问我为什么）。

5. 乏力、极度疲劳

日常活动也感到疲劳无力，甚至睡觉后仍觉得乏力，这可能意味着心脏无法有效供血。

6. 头晕、晕厥

在突然站起、起床、运动时感到头晕目眩，甚至晕厥，是心脏供血不足或心律不齐的信号。

7. 消化道不适

心脏病可能出现类似消化不良的症状，如恶心、呕吐、腹胀、腹痛，特别是伴有胸痛时，要警惕心脏疾病。这个你以为八竿子打不着的症状，切记不要忽视。

8. 冷汗、面色苍白

如果胸痛、心悸伴随着大汗淋漓、脸色苍白、皮肤发冷，可能是心肌梗死等心脏急症的信号。

如果你或身边的人出现这些症状，尤其是胸痛伴冷汗、呼吸困难、晕厥时，请务必引起重视，尽快就医，以防心脏问题恶化。

老生常谈，不得不谈的饮食

你可能觉得“老钟你又要聊饮食？”对，我就是要唠唠叨叨再聊一次饮食。因为60%的心血管疾病和你的饮食习惯有关。吃得好，你的心脏和血管会感激你；吃得不好，你的心脏可能天天在“生气”。

1. 低盐饮食，减轻心脏负担

盐是高血压和心血管疾病的“始作俑者”。高盐饮食会导致血压升高、血管硬化，加重心脏的负担。建议每天盐的摄入量不超过5克，你可以选择低钠盐，少用酱油、味精、酱料，多吃新鲜食材，减少腌制品、咸菜、泡菜这些高盐食物。

2. 控制脂肪摄入，避免“油堵心脏”

脂肪是心脏和血管的“大敌”。高脂饮食会增加胆固醇、甘油三酯的水平，形成动脉粥样硬化。你需要减少饱和脂肪酸的摄入，如黄油、猪油等动物油最好少吃。多吃不饱和脂肪酸，如橄榄油、亚麻籽油、坚果，对血管健康有好处。

3. 增加膳食纤维，减少坏胆固醇

膳食纤维能降低坏胆固醇水平，减少血脂堆积。多吃全谷物、豆类、蔬菜、水果，都是增加膳食纤维的好办法。建议每天摄入25～30克膳食纤维，让你的血管更加健康。

4. 补充 ω-3 和抗氧化食物

ω-3脂肪酸对心脏和血管有很大的保护作用，能降低甘油三酯，减少心脏病风险。每天吃点深海鱼，比如三文鱼、鲭鱼，或者吃亚麻籽油、核桃，这些都是ω-3的好来源。此外，多吃抗氧化食物，比如蓝莓、葡萄、橄榄油、绿茶，能减少血管的炎症，延缓血管老化。

稳住“发动机”，哪些是禁忌？

要想让心脏和血管保持年轻，除了养成上面的好习惯，还有一些禁忌需要特别注意。

1. 忌熬夜，给心脏一个“休息时间”

熬夜是心脏的大敌。长期熬夜会让心脏和血管一直处于“高负荷工作”状态，导致心悸、心律失常、高血压，加重心血管负担。建议每天11点前睡觉，保证7～8小时睡眠，让心脏有足够的休息时间。

2. 忌情绪波动，保持平和心态

情绪对心脏和血管的影响很大。生气、焦虑、抑郁会引起血压升高、心率加快，增加心血管疾病的风险。学会管理情绪，放松自己，保持平和的心态，这对心脏健康也很重要。

3. 忌久坐不动，适量运动

久坐会让血液循环变差，增加血栓的风险，对心脏和血管都不利。每天坐1小时就起来活动活动，做做伸展运动、快走、拉伸，保持身体活力，让心血管保持年轻。

如果你已经出现一些亚健康的症状，就要及时就医，通过食疗、调整生活习惯去改善，而不是到了晕倒、要做手术的那一刻，才知道心脏健康的重要性！

07 肠胃养护

要长寿，先“肠”寿

你是否听过一句话，“你吃什么，就是什么”？从肠道健康的角度来说有一定道理。肠道不仅是食物的通道，还是身体的“第二大脑”，掌控着你的健康、情绪、面容等方方面面。

让我痛定思痛的便秘黑历史

最初让我对肠道健康有了些许概念的，是我的爷爷。在我六七岁的时候，每周末去爷爷奶奶家，留意到家里有许多开塞露。每次爷爷去洗手间，都会带上一支开塞露，后来他还是做了肠道手术。

或许有一定的遗传因素，我的肠胃功能不好，患有胃溃疡和长期便秘，所以一直在寻求把肠胃调养好的方法。从我记事以来，排便短则三五天一次，长则一周一次，而且粪便异常干硬。那时我还没有意识到肠道隐患，一来是习惯了这种排便规律，二来是不太重视排便这件事。

真正能让人警醒的，往往不是道理，而是惨痛的教训。我在初中时遭遇了人生第一次“中屎毒”，那一刻才清醒地认识到：长期的便秘，真的可能危及生命。有一次和好友逛街时，走到肯德基门口，我的肚子一阵剧痛，好像有两个大力士在把我的肠子当绳子拔河，痛得我直冒冷汗、嘴唇乌青，眼前也一阵发黑和冒出星星。好友见我面色不好，费了老大力气扶我到厕所。我又费了老大力气才拉出来。幸运的是，通便后我眼睛很快恢复光明，停止冒冷汗，肚子也不疼了。那次的排便量极大，甚至把厕所堵住了，现在回想起来，依然觉得恶心又恐怖。

第二次出现肠道危机是有一天在上物理课时，肚子开始隐隐作痛，肠如刀绞，眼睛模糊，额头和背上汗如雨下。向老师举手请示后，我刚离开座位，便晕倒在地。后来还是一位好心的男同学将我背到厕所那里，接下来的状况和第一次一模一样。

之后我只要便秘超过五天，就会重复这种噩梦。更让我感到担忧的是，这种排便不畅的体质竟然遗传给了我的大女儿。正因为自己深有感触，所以我叮嘱她一定要注意排便情况，三天内至少要排便一次，否则也可能遭遇“中屎毒”的情况。

长期便秘的危害，不仅仅是排出时干燥，容易疼痛、出血。粪便中含有大量的有害菌群，它们在肠道内每多停留一天，数量就会以1~10 倍的速度增长。这是因为有害菌群的发酵速度远远快于有益菌群，长此以往，肠道内就会积累大量有害菌，从而引发各种肠道炎症。

当年我的肚子绞痛，其实属于肠道炎症发作了。每次疼得厉害时，只要排干净，身体就会恢复正常。正因为自己和女儿都有过如此痛苦的经历，我在研究肠道问题时，才有了更为深刻的体会。

便秘、腹泻、皮炎，是你吃出来的！

我们每天吃的每一口饭，喝的每一杯水，最终都要经过肠道的加工处理，把营养物质吸收了，把废物排出去。而肠道不只是简单的“消化机器”，它在我们体内承担了许多“幕后工作”，让我们始终处于健康平衡的状态。

1. 细菌：肠道的“生意伙伴”

从肠道菌群说起。你知道吗？人的肠道里约有100万亿个细菌，比你体内细胞的数量还多。它们是我们肠道里的“住客”，与我们长期共生。换句话说，这些细菌在我们的肠道里安了家，帮我们处理一些消化不了的东西，而我们提供给它们温暖的“住所”和“食物”，这简直是个“双赢的交易”。

◇ 细菌分解纤维，生产营养：我们吃的蔬菜、水果、豆类、全谷物这些富含膳食纤维的食物，可不是光靠自己的消化酶来分解的。细菌会把这些纤维发酵分解，产生一些短链脂肪酸，如丁酸盐、乙酸盐。这些短链脂肪酸不仅能给肠道细胞提供能量，还能抑制炎症、维持肠道黏膜的完整性。所以，吃得健康不只是让自己爽，还是给肠道细菌提供“饱餐一顿”的机会。

◇ 细菌合成维生素，调节代谢：肠道细菌还能帮你合成一些重要的维生素，比如维生素K、B族维生素（B_6、B_{12}、叶酸等）。这些维生素对血液凝固、能量代谢、神经健康有至关重要的作用。而且，菌群还能调节你的代谢过程，包括胆汁酸代谢、碳水化合物代谢。所以，你吃进去的东西如何被吸收、分解、利用，全都与肠道菌群有关系。

◇ 菌群平衡，健康平衡：你可能听过“好菌”和“坏菌”这两个词。肠道菌群需要平衡，也就是说，好菌多于坏菌、菌种多样化才能维持肠道的健康状态。双歧杆菌、乳酸菌这些都是“好菌”，它们帮你维持肠道健康，抑制有害细菌的生长；而拟杆菌、产气荚膜梭菌等一些有害菌会引起炎症、疾病。

要想维持肠道菌群的平衡，除了多吃蔬菜、水果，还要尽量减少高糖、高油脂食品的摄入，这些“垃圾食品”只会让“坏菌”猖獗，影响你的健康。

2. 黏膜：人体管道内与外的边界

你知道吗，70%的免疫细胞都在肠道里！这说明什么？肠道其实是你身体最大的“免疫器官”，要是肠道免疫出了问题，那全身的免疫系统都得跟着“瘫痪”。我们来看看肠道是怎么和免疫力紧密相连的。

我在这几年心灵修习中，秉持着“万物流经我，而不黏着于我”。本是一句有点禅意的话，劝君放下执着，远离烦恼。但从某种意义上来说，人体的确可以被视为一个“管道”，而其中的黏膜构成了这条管道的内壁。黏膜的总面积大约为200平方米，相当于半个网球场的大小，遍布人体的各个“对外”通道，包括呼吸道、消化道、生殖泌尿道、眼睛和耳朵等，构成了一条完整的“外界与内在”交流的管道系统。

从管道的角度看，人体的内外界限其实并不是皮肤，而是黏膜的内壁。人体从口腔到肠道、再到肛门的消化道是一条从外界延伸到体内的完整“管道”。当我们吃下食物、呼吸空气、喝水

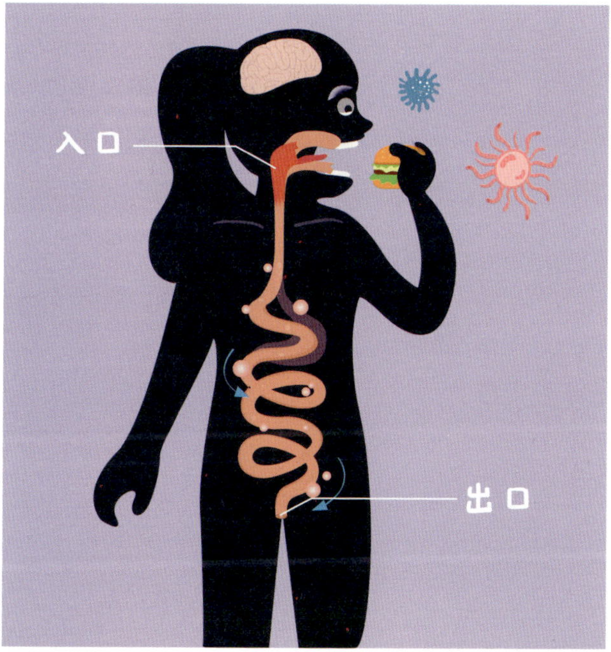

图22 人体内管道

时，实际上是把外界的物质带入了人体的管道中，而这些物质并非真正进入体内，直到它们被消化吸收或排泄出去。

黏膜组织是免疫细胞最丰富的区域之一。实际上，人体内70%~80%的免疫细胞都位于黏膜相关淋巴组织（MALT）中。这是因为黏膜是与外界接触最频繁的区域，是病原体入侵的“门户”，是抵御外界病原体的第一道防线（不是皮肤哦！）。因此，需要大量免疫细胞来提供防御、监测和免疫调节功能。

◇ 免疫细胞：肠道黏膜下面分布着大量的免疫细胞，包括T细胞、B细胞、巨噬细胞等。它们时刻保持警惕，像“特种兵”一样巡逻，一旦发现有外来敌人入侵，就会迅速“灭敌”。

◇ 抗体：B细胞能产生一种专门针对黏膜的IgA抗体，这些抗体驻扎在肠道表面，能直接跟病原体结合，阻止它们入侵到体内其他部位。你肠道的健康程度直接决定了你免疫力的强弱，所以肠道不好，感冒、腹泻、炎症这些小毛病就容易找上门。

肠道不光有“黏液层”这第一道防线，下面还有上皮细胞层，形成一个完整的“肠道屏障”。如果这个屏障受损，出现“肠漏症”，肠道里的细菌和毒素就会“钻空子”进入血液，引发全身性炎症反应。

3. 面容：肠道决定你的“面子”

我们都知道面色红润、皮肤光滑是健康的表现，但你可能想不到，这些外在的“面子工程”其实和肠道健康息息相关！肠道菌群的平衡、消化吸收的状况，都会直接影响到你的皮肤状态。

◇ 好肠道，好皮肤：健康的肠道菌群能调节你体内的炎症反应，帮助排毒。很多皮肤问题，其实都是肠道菌群失衡引起的，比如湿疹、色斑，这些都跟肠道里“坏菌”过多、毒素堆积有关。

◇ 肠脑轴对皮肤的影响：有一种说法叫“肠－脑－皮肤轴”，意思是肠道和大脑通过神经、免疫等途径互相影响，而大脑和皮肤之间也存在紧密联系。所以，肠道健康时，你的情绪稳定、面容好看；但肠道一出问题，炎症增加、情绪失调，皮肤也会变差。

◇ 抗氧化、抗衰老的秘诀：要想抗氧化、抗衰老，除了用护肤品，也得从肠道入手。肠道菌群能合成一些抗氧化物质，比如酚类化合物，它们能对抗自由基，减少细胞的氧化损伤，让你的皮肤看起来更年轻。

益生菌该不该补？

你是不是曾经被各种益生菌广告“包围”了？说什么吃了这个益生菌，肠道不堵了，皮肤不油了，睡觉不失眠了，好像人生的所有问题都能靠益生菌解决！那么问题来了，益生菌到底该不该补？有用吗？怎么补？我一次就给你说个明白。

1. 肠道的好帮手

益生菌是什么？益生菌就是对你身体有益的细菌。它们和你肠道里的细菌“亲如一家”，能帮你维持肠道菌群平衡，对你的消化、免疫、情绪、皮肤健康都大有好处。一般来说，益生菌有几种常见的“明星成员”：双歧杆菌、乳酸菌、嗜酸乳杆菌，这些都是我们常说的“好菌”，住在你肠道里，保护你的健康。

如果你的肠道菌群平衡，好菌多、坏菌少，你的消化功能就好，肠道就通畅，人自然精神好，面色也红润；可如果你肠道菌群失衡，坏菌多，而好菌被压制了，那你就容易便秘、腹泻、胀气、皮肤长痘，情绪也会受到影响。所以，益生菌就像你肠道的“好朋友”，维护好肠道菌群的平衡，才能让你的肠道更健康、身体更舒服。

2. 哪些人需要补益生菌?

问题来了，人人都需要补充益生菌吗？其实，这还真得因人而异。我给你几个参考场景，你对号入座看看自己到底是不是需要。

◇ 肠道有症状者：如果你总是腹泻、便秘、肠易激综合征（IBS），肠道总是感觉不舒服，那你可能需要补充一些益生菌，来帮助平衡肠道菌群，减轻不适。益生菌对这些问题是有一定帮助的，比如有研究表明，双歧杆菌、乳酸菌对IBS症状的缓解有明显效果。

◇ 常用抗生素者：抗生素是“杀菌大户”，它一来，好菌、坏菌都不分青红皂白地杀。长期用抗生素的人，肠道里的好菌会被大量消灭，菌群失衡，容易引发腹泻、消化不良。所以，这时候补充益生菌，就可以帮助你重新建立菌群平衡，保护肠道健康。

◇ 免疫力弱、易生病者：益生菌不仅管理你的肠道，和你的免疫系统关系也非常大。要是你发现自己总是感冒、生病、过敏，那说明你的免疫系统可能比较弱，肠道菌群也有问题，这时候补充益生菌有助于提升你的免疫力，减少病痛。

◇ 压力大、情绪不稳者：肠道和大脑通过“脑肠轴”互相沟通，你要是压力大、情绪波动、焦虑、失眠，那肠道菌群肯定也跟着受影响。这时候补充益生菌，不仅能调节你的肠道环境，还能让你的心情更平稳，有助于放松和助眠。

◇ 想改善皮肤者：皮肤是身体状况的“晴雨表”，很多皮肤问题与肠道健康息息相关。如果你总是长痘、肤色暗沉，那么可能肠道菌群也不平衡。补充益生菌有助于调节肠道状态，减少炎症反应，对皮肤也有好处。

3. 益生菌如何补充才有效？

益生菌好，补起来可得选对方法。我给你几条补充益生菌的建议，简单实用：

◇ 选择适合自己的菌种：益生菌种类很多，不同菌种的功效也不太一样。如果你有便秘，可以选择双歧杆菌；如果想改善肠易激综合征，可以选用嗜酸乳杆菌。记住一点，补充益生菌得有针对性，选择适合自己需求的菌种才能见效。

◇ 菌数越多越好：益生菌的单位叫“CFU”，意思是“菌落形成单位”。一般来说，补充的益生菌数量越多，效果越明显。市面上益生菌的CFU一般在10亿到100亿，有些甚至更高。你在挑选的时候，可以选择CFU数量相对较多的产品。

◇ 益生菌需“活”着到肠道：很多人补了益生菌，没感觉到效果。为什么？因为益生菌需要“活着”到你的肠道，才能发挥作用。在胃酸、胆汁的消化作用下，很多益生菌会死在“路上”，根本到不了肠道。所以，买益生菌的时候，要选择耐胃酸、耐胆汁的益生菌制剂，或者是肠溶胶囊，这样才能保证它们“活着到达战场”。

◇ 选择正规品牌，关注保质期：益生菌是活的，得注意保质期，买的时候一定要选择正规品牌，避免购买过期或保存不当的产品。另外，储存方式也要小心，有些益生菌需要冷藏保存，否则细菌会被高温杀死。

4. 食补还是营养补充剂?

除了直接吃益生菌补充剂，平时也可以通过食物来补充“好菌”，这样更天然也更美味。我推荐一些含益生菌的食物：

◇ 酸奶和开菲尔：这两个都是“益生菌王国”，特别是开菲尔，一种发酵的酸奶，里面有丰富的益生菌，能帮助维持肠道健康。

◇ 泡菜、味噌、纳豆：这些都是发酵食品，里面含有丰富的益生菌。每天吃点儿泡菜或者喝点味噌汤，对肠道菌群也有好处。

◇ 康普茶：这是一种发酵的茶饮，含有丰富的益生菌，酸酸甜甜，喝起来也挺美味。

5. 补益生菌的“黄金时刻”

什么时候补益生菌效果最好？你可以选择饭前30分钟或饭后1小时补充益生菌，这样可以让它们顺利通过胃酸环境，更好地到达肠道。

益生菌确实对我们的健康很重要，但也不是“灵丹妙药”。要想让益生菌真的发挥作用，首先得选对菌种、选对产品，而且得坚持补充。另外，饮食习惯、作息规律这些也要同步调整，不能指望吃点益生菌就“百病消”。好菌在手，肠道健康。

6. 富人圈流行的高端疗程：肠道菌群种植

这个疗程是先通过检测，检测出来你肠道缺什么菌，身体有什么问题，然后专家根据你的身体情况给你配菌种植到你的肠道里。由于是一对一定制，这个效果非常好，但是目前由于技术还没完全普及，价格还是有点高昂的。

肠道菌群只有好坏之分吗?

在多数人的认知中，肠道菌被简单地划分为有益菌和有害菌两类。实际上，肠道的健康状况远不只是营养吸收和能否正常排便，它是一门需要深入、系统学习的学问。

人体约70%的免疫力是由肠道菌群所决定的，肠道堪称人体免疫器官中的核心角色。肠道不仅是消化食物的场所，还是一个庞大复杂的微生物生态系统。肠道菌群包括有益菌、中性菌和有害菌，它们保障着免疫系统的正常运转。

如果将人的肠子平铺拉直测量，长度可达六七米。其中栖息着无数微生物，它们与人类是共生关系。人类生命终结后便不复存在，而体内的菌群如果找到新的宿主，便能够继续存活。从某种意义上说，地球的主宰也许并非人类，而是微生物。

肠道菌群决定了我们的免疫力，当有益菌数量多于有害菌时，免疫力往往较强；反之，则容易生病。同时，它也影响着消化系统功能，摄入的食物能否被正常吸收、代谢和排出体外。

有趣的是，肠道菌群还能影响你的性格、情绪和口味偏好。很多时候，你对某类食物的喜好，其实是肠道内菌群的“选择”。

如今，科学家们发现肠道菌群甚至能影响大脑，这种联系被称为“脑肠轴”。脑部存在血脑屏障，外来物质难以直接进入。当你想要保养脑部健康，可通过调节肠道菌群，让它作用于脑部。健康的肠道菌群能滋养脑部神经，进而促进脑健康。

肠道菌群中的三类菌中，中性菌如同墙头草。有益菌占优势时，它会倾向于有益菌一方；有害菌居多时，它便倒向有害菌那边。

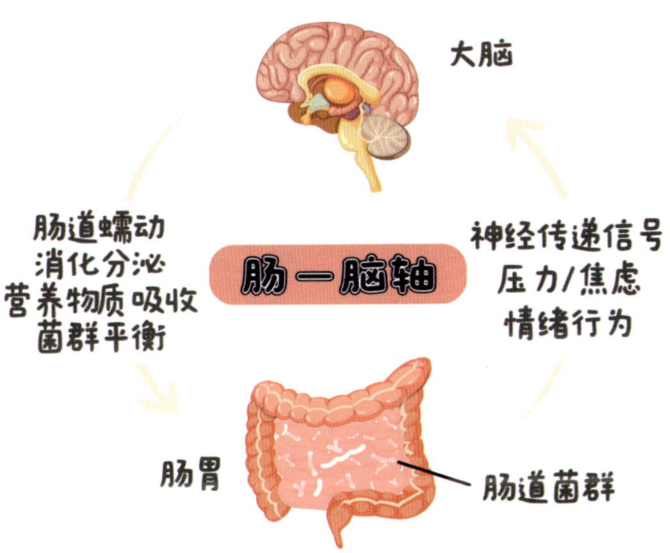

图23　脑肠轴

当下，不少人意识到要补充益生菌，目的在于增加肠道内的有益菌群。肠道菌群如果按功能划分，又分为代谢菌群、情绪菌群、消化菌群等。例如，代谢菌群数量充足的人，可能多吃不胖，它也俗称“瘦子菌”；情绪菌群能够分泌多巴胺和内啡肽，让你心情愉悦、情绪稳定且抗压能力增强；消化菌群则能让你食欲良好，正常地吸收营养。此外，还有许多其他功能的菌群，共同构建起一个微生态系统。从形态上看，脑和肠颇为相似，一个掌控人的思想，装载知识；另一个掌控人的免疫系统，装载菌群。

有一次，国内某知名生物集团曾给我公司的集体员工安排了肠道DNA检测。我原以为自己有便秘体质，而且在公司里属于年龄第二大的，可能肠道年龄也比较老。没想到检测下来我的肠道健康得分最高，表示我的肠道菌群状态正常偏优。我回顾了一下原因，应该和我注重健康饮食习惯和坚持服用益生菌有关。在检测前我已经服用了一年多益生菌，选择的是拥有亚洲名列前茅的乳酸菌菌种资源库的生物集团的产品。对我来说，食用益生菌属于肠道管理的基础保养阶段，主要解决消化道问题。此外，我还坚持其他科学的“营养补充”，服用适合自己的保养品达15年之久。现在无论验血、验唾液，还是验菌群、验细胞，我的各项指标都优于同龄人。对于像我这样先天条件不佳的人来说，能有如此改善，已经非常满足了。

我们的肠道系统不仅掌管身体免疫力，它甚至会对大脑和神经递质产生影响。为什么有的人容易手抖，或者患老年痴呆的概率较高？部分原因就在于肠道状态反映到神经系统上的症状。面对同样的事情，为什么有的人容易情绪暴躁，有的人却能情绪稳定、快速消化情绪？其实人的情绪波动，如愤怒、生气、兴奋、快乐等，都与肠道菌群有关。

肠道与人的代谢能力有关。为什么有的人怎么吃都不胖，轻松维持好身材；而有人喝口水都长肉，是减肥困难户？你的代谢能力强弱和菌群密切相关。那些吃不胖的人，肠道内负责代谢的“瘦子菌”数量较多。此外，人的睡眠质量、皮肤长痘等情况，也都与肠道菌群脱不了干系。

许多人不知道，肠道菌群与女性私密健康也密切相关。如果你的肠道内存在大量易引发妇科炎症的金黄色葡萄球菌、白色念珠菌，因肛门与阴道口位置邻近，这些有害菌就会侵入阴道。这便是女性妇科炎症反复出现的原因之一，即肠道内的有害菌过多。所以，有条件的话，上完厕所后可用温和的私护湿巾擦拭干净，尤其在大便后更应如此。

很多人仅仅关注面部是否年轻，然而人体真正的衰老往往是从肠道开始。肠道老化的危害通常要在10年、20年后才会显现。也就是说，那些忽视肠道保健、长期受便秘困扰的年轻人，在10年、20年后肠道很可能发生病变，进而引发各类成人疾病。

几乎所有常见的成人疾病，如高血压、糖尿病、高胆固醇、肥胖症、癌症、老年痴呆症等，过去医学上认为与肠道无关的疾病，如今都被证实与肠道健康息息相关。一言以蔽之，肠道的重要性不容忽视：有因必有果，忽视肠道健康，终会自食恶果。因此，从当下起，我们务必重视肠道管理！

不可思议，肠道是“第二大脑”

你以为肠道只是个“吃货”？那可大错特错！肠道可是你身体的“第二大脑”，它和你脑袋里的“主大脑”保持着亲密对话，主导着情绪、食欲、免疫这些重要的功能。这就是所谓的“脑肠轴”。

脑肠轴（Gut-Brain Axis）是指肠道和大脑之间存在的双向交流通路。简单来说，肠道里的“肠神经系统”通过神经信号、激素、免疫因子，跟大脑直接“对话”，大脑能影响肠道功能，肠道也能调控大脑的状态。

1. 肠神经系统：肠道的“迷你大脑”

肠道有自己的神经系统，也叫“肠神经系统”，这个系统里有大约5亿个神经元，比脊髓里的神经还多！所以，肠道是完全有“自主意识”的器官，它能自己调节肠蠕动、消化液分泌，而且它和大脑的关系紧密，通过迷走神经，肠道的信号可以直接传给大脑。

2. 5- 羟色胺：心情和肠道密不可分

你以为情绪只和大脑有关？其实不然，大部分5-羟色胺（5-HT），一种能调节情绪、睡眠、食欲的神经递质，都是在肠道里产生的。肠道菌群能调节5-HT的水平，影响你的情绪和心理状态。

3. 脑肠互动，影响健康

当你压力大、焦虑、紧张的时候，你的肠道也会“跟着受罪”，肠道蠕动紊乱、消化不良、便秘腹泻等症状都可能出现。反过来，肠道菌群失衡、炎症增加，也会影响大脑的情绪和认知功能，让你感到疲劳、烦躁。

常见肠道问题及解决办法——新手妈妈必看

一提起肠道问题，估计很多人都吃过苦头。大多数人不是便秘，就是腹泻，更有甚者被“肠漏”“肠炎”等问题困扰，搞得整个人都没精神。别急，我带你们来理理这些常见肠道问题的来龙去脉，看看要怎么“对症下药”，让肠道舒舒服服地“正常运转”起来。

1. 便秘：肠道“堵车”，让人难受

第一个要聊的是“老大难”问题——便秘。你是不是也经常为“上厕所”这件事发愁？便秘几乎是个“全民话题”，与肠道蠕动变慢、饮食中的纤维少、压力大、菌群失衡都有关系。一旦肠道蠕动慢下来，粪便就积在肠道里，水分被不断吸收，结果“干硬如石头”，你每次都得“使出洪荒之力”才能拉出来。而长期便秘不仅让人心烦意乱、浑身不舒服，还会导致肠道毒素堆积，给肠壁施加压力，引发痔疮、肠道炎症。

以下4招教你缓解便秘：

◇ 饮食调节，多吃膳食纤维：首先在饮食上下功夫，多吃富含纤维的蔬菜、水果、全谷物。这些纤维会像“刷子”一样，把肠道里的废物带走，促进肠道蠕动。特别推荐吃点儿燕麦、红薯、苹果、梨，它们既好吃又能“通便”。

◇ 保持水分充足：多喝水！别等渴了才喝，没事就喝点儿。每天8杯水是“标配”，因为水分充足，肠道才能“湿润”，粪便才不会又干又硬。

◇ 运动促进肠蠕动：别老坐着不动，没事散散步、跳跳舞、做做瑜伽，运动能让肠道也跟着动起来，促进蠕动，帮你排

便通畅。

◇ 培养排便习惯：排便是可以“定时定点”培养的。每天早上起床后，喝杯温水，去坐一坐厕所，就算没有便意也坐几分钟，这样坚持下来，你的身体会慢慢形成“生物钟”，到时间就想“上大号”。

2. 腹泻和肠易激综合征：肠道“太敏感”

腹泻和便秘正好相反。有些人的肠道太“急性子”，一吃了不对的食物，或者受了点冷，马上“跑厕所”，一拉就是好几次。更严重的就是肠易激综合征（IBS），肠道像个“小公主”一样，特别“敏感”，腹痛、腹泻、便秘交替，搞得你一会儿拉得停不下来，一会儿又怎么都拉不出来。这些问题通常跟肠道菌群失调、黏膜受损、压力大有关，会让你肠道黏膜的吸收功能减弱，还会导致营养不良，影响到全身健康。

以下3招教你缓解腹泻：

◇ 饮食调理，温和对肠：你要“安抚”你的肠道，就得让它“舒舒服服”。少吃油腻、辛辣、刺激性食物，多吃一些容易消化的食物，比如米饭、土豆、胡萝卜、香蕉，这些都对肠道比较“温和”，不会刺激它让你拉肚子。

◇ 补充益生菌，平衡菌群：肠道菌群失衡是腹泻的一个重要原因，补充益生菌有助于平衡肠道菌群，减少腹泻。可以吃酸奶、发酵食品，或者直接选择益生菌补充剂。

◇ 学会放松，调节情绪：肠易激综合征很多时候是跟情绪相关的，压力大、焦虑不安、情绪起伏会加重肠道症状。所以学会放松心情很重要，冥想、深呼吸、瑜伽这些都能让你放松下来，对肠道也有好处。

3. 肠漏和炎症：肠道屏障失守

你知道吗？我们的肠道是有“屏障”的，黏膜和上皮细胞紧密排列，正常情况下，它会把细菌、毒素这些“坏东西”都挡在外面。但有时候，因为饮食不当、压力大、肠道菌群失衡，肠道黏膜就“受伤了”。一旦黏膜破损，“屏障”被破坏，细菌、未消化的食物颗粒、毒素就会通过肠壁进入血液，这就是“肠漏”。肠漏会引起全身慢性炎症，可能导致关节炎、心血管疾病、糖尿病，也被认为是加速衰老的“隐形杀手”。

以下3招教你缓解肠漏：

◇ 吃“修复肠道”的食物：要想修复肠道黏膜，就得吃一些能“修补”它的食物。比如富含益生元的洋葱、大蒜、香蕉，这些是益生菌的“食物”，能帮助好菌生长，修复肠道。还有富含ω-3脂肪酸的三文鱼、亚麻籽油、核桃，能抗炎修复黏膜。

◇ 补充胶原蛋白，促进再生：胶原蛋白对肠道黏膜的修复也非常有帮助，它能促进黏膜细胞再生。可以吃一些富含胶原蛋白的食物，比如猪皮、鸡爪、鱼皮，或者补充胶原蛋白粉。

◇ 避免损伤黏膜的食物：肠道黏膜破损了，就得好好“养着”，少吃那些会损伤黏膜的食物。比如酒精、咖啡因、辛辣食物这些，都会加重黏膜的刺激，让它更难恢复。

4. 炎症性肠病（IBD）：免疫系统的“误伤”

最后，我们来说说“炎症性肠病”（IBD），这可比前面提到的要严重一些。包括克罗恩病、溃疡性结肠炎，这些病的特点就是肠道长期处于慢性炎症状态，表现为腹痛、腹泻、便血、体重下降。IBD的“罪魁祸首”跟免疫系统“误伤”有关，免疫细胞对肠道细胞发起“攻击”，导致黏膜损伤，炎症扩散。而且这种慢性炎症会让肠道吸收营养的能力下降，甚至会导致肠道结构的破坏。

以下3招教你缓解炎症性肠炎：

◇ 抗炎饮食，减少刺激：对于IBD患者来说，抗炎饮食非常重要。平时可以多吃一些富含抗氧化物的食物，比如蓝莓、草莓、菠菜、西兰花，这些能帮助减轻肠道炎症。少吃红肉、加工食品，这些食物会加重炎症。

◇ 益生菌调理，增强肠道防御：补充益生菌对IBD也有帮助，能平衡肠道菌群，增强肠道的防御功能，减轻炎症反应。

◇ 药物治疗，控制炎症：IBD是慢性疾病，除了饮食调理，有时还需要用抗炎药物等来控制症状，减轻炎症。这个得听医生的建议，根据个人情况来定。

肠道问题虽然常见，但并非无法解决。很多肠道问题的根源其实就是饮食、菌群、情绪这三个关键词。所以，要想让肠道

"通畅无阻"、保持健康，得从吃得对、心态好、好菌多这几个方面入手。肠道舒服了，你的生活才会更轻松。

5. 肠道老化与衰老

随着年龄增长，肠道也会出现功能退化。消化酶分泌减少，肠道蠕动减弱，菌群多样性下降，免疫屏障变弱，这些都会让你更加容易便秘、营养吸收不良、免疫力下降。而肠道不健康反过来也会影响你的面容、精神状态、全身健康，加速你的衰老过程。

养肠即养命，好肠道该这么养

说了这么多，你一定想知道怎么才能养出一个"好肠道"，对吧？别着急，听我给你支几招。

1. 吃"好菌"的食物，养肠道菌群

要想菌群平衡，先得给"好菌"们提供足够的食物。多吃富含纤维的蔬菜水果、全谷物、豆类，这些食物是肠道细菌的"养

料”，会让“好菌”大大增加。同时，可以适当摄入益生菌，比如酸奶、泡菜、纳豆、味噌等发酵食品。

2. 补充益生元，为好菌加油

益生元是益生菌的“食物”，能帮助好菌生长。富含益生元的食物包括洋葱、大蒜、芦笋、香蕉、菊苣根等。这些食物能让益生菌活得更滋润、更有活力。

3. 多喝水，助消化排毒

水分对肠道健康至关重要。它能促进肠道蠕动，帮助食物消化吸收，缓解便秘，排毒养颜。所以，每天8杯水不能少。

4. 减少加工食品的摄入

高糖、高油、高盐的加工食品会扰乱肠道菌群平衡，给“坏菌”提供“作案”机会。所以，尽量减少这些食品的摄入，选择天然、未加工的食材。

5. 规律作息，适度运动

作息不规律、熬夜、久坐，这些坏习惯都会影响肠道健康。规律作息，早睡早起，适量运动能促进肠道蠕动，调节脑肠轴，对肠道菌群也有好处。运动还能释放内啡肽，让你心情更好，肠道状态自然更健康。

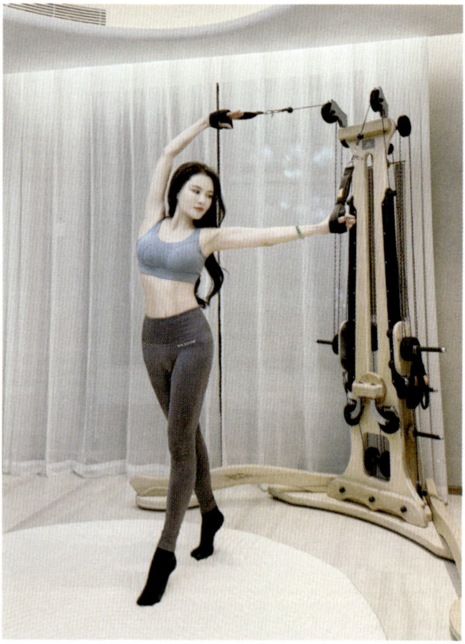

图24　健身练就的马甲线

6. 保持好心情，减少压力

压力大时，肠道功能会受到影响，所以学会放松心情，冥想、深呼吸、听音乐，或者练练瑜伽，都能帮助减压，保持肠道平衡。

肠道可是你身体的“核心管道”，它不仅负责吃喝，还直接影响你的免疫、情绪、面容，甚至与衰老有关。所以，要想“健康长寿”，不仅要护好“脸面”，更得从“肠道”入手，好好养护它，吃对、喝对、活对。肠道健康，寿命自然更长。

08 骨骼抗衰

撑起不设限的人生

你有没有听过一句话，“美人在骨不在皮”？骨头的保养是你逆龄的关键。

你是否认为骨骼、关节这些问题是绝经期或者55岁以后才需要关注的？可能你会说：“我还年轻着呢，蹦蹦跳跳、跑步骑车，一周80公里不在话下！”但这种想法可是20世纪的认知了。骨骼和关节的保养，防大于治。年轻时不好好呵护，骨骼、关节、肌肉就会“用进废退”。等到更年期来了，你所经历的疼痛、脆弱、骨质疏松，并不是突然才冒出来的，而是日积月累的问题到那会儿无法遏制地爆发了。趁早保养，未雨绸缪，才是让你后半生远离这些烦恼的关键。

骨头也会变老？脆、折、痛的真相

数据表明，从30岁左右开始，女性的骨骼流失速度会加快，每年以0.5%～1%的速度流失骨密度。到了更年期，由于雌激素水平急剧下降，骨质流失的速度更是加速到2%～5%每年。骨头变得越来越脆弱，所以年纪越大，骨质疏松、骨折的风险就越高。

1. 骨骼新陈代谢：年纪大了，你在自己拆自己！

我的康复科医生和我科普过一个道理，人体内细胞的代谢是一个正常的过程，有好细胞诞生，就有老废细胞凋亡。然而，代谢意味着新生与凋亡之间要保持平衡，天平不能偏向任何一边。那么，骨骼也是一样的逻辑。

我们平常可能觉得骨头是硬硬的、不变的，但实际上骨骼是一种活跃的组织，一直在进行新陈代谢，不断地“拆旧建新”。骨骼代谢的平衡过程主要依靠“破骨细胞”和“成骨细胞”这两个“队伍”。

破骨细胞就像拆迁队，负责吸收、清除旧的或损伤的骨组织，把老旧的骨头“拆掉”；而成骨细胞则像建筑队，负责在破骨细胞拆除的地方“重新修建”骨组织，填补上新的骨质，让骨头维持新陈代谢的循环。年轻时，这两个队伍基本是同步工作的。拆多少，建多少，保持骨密度的平衡。然而，随着年龄增长，平衡开始被打破。随着激素水平的变化、营养吸收能力下降、活动量减少等原因，成骨细胞的活跃度会逐渐降低，而破骨细胞则继续保持原有的“拆除”速度，也就是说“建得不如拆得快”。拆建不平衡就导致骨骼流失加速、骨密度降低。

随着年纪的增长，“拆得多、建得少”就成了常态。你开始“自己拆自己”！

2. 钙的流失：悄悄掏空你的骨质

钙一直在“存储和流失”的动态平衡中。年轻时，钙的存储量大于流失量，骨骼密度高，坚硬结实。但随着年龄增加，钙质流失开始超过钙的吸收，这个时候骨质就会变薄、变脆。

35岁之后，女性在围绝经期，雌激素水平就开始逐渐降低，导致钙的流失加剧，骨密度下降得更快；而男性则随着睾酮水平的下降，骨骼也会变得脆弱。慢慢容易出现骨质疏松，甚至骨折的风险。

钙质流失不光是年龄的原因，还跟你的饮食、运动、生活方式有关。长期缺乏钙和维生素D、久坐少动、吸烟饮酒，都会加速钙的流失，导致骨骼更脆弱。

3. 关节的磨损：逐渐变“卡”

如果说骨骼是身体的“支撑柱”，那么关节就是连接这些柱子的“转轴”。关节是由软骨、滑液、韧带等组织组成，它的作用是让骨骼灵活运动。但随着年龄、体重、生活习惯的变化，关节会磨损、退化，导致关节疼痛、僵硬。

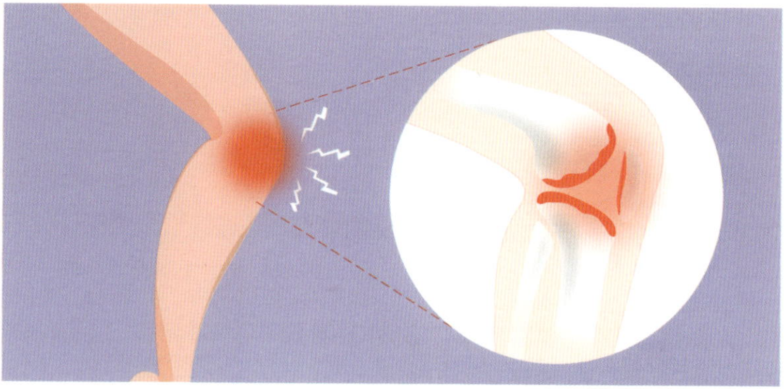

图25 关节疼痛

软骨磨损是关节衰老的核心问题。正常情况下，关节软骨可以让骨头在关节内“顺滑地滑动”，但当软骨受到磨损、炎症的影响，就会变薄、退化，最终导致骨关节炎。

我的朋友们有不少“运动狂热分子”，但如果运动量过大，或者强度过高、运动方式不当、运动后软骨休息不足，反而可能对软骨造成损伤，加速磨损。你可能会问，软骨还需要休息吗？软骨不像肌肉那样能通过锻炼不断“增生”，它是一种无血管组织，主要通过关节液中的营养来自我修复。所以，你要给它充足的时间来修复！那些一周五次训练的朋友们，还是别这么猛了！

另外，关节退化和你的体重有直接关系。膝关节、髋关节这些承重关节在你体重增加时要承受更大的压力，久而久之就容易磨损、发炎。我的康复科医生说，大体重的女生遇到关节问题，他的首要建议是减重。虽然话语扎心，但是小小的拳头大小的关节，怎么撑得住你庞大的体重？

30 岁后，注意骨相衰老

除了身体的骨头会衰老外，很多人会忽视，脸部也有骨头，我们的脸部会有骨相衰老。人体的骨量每年以0.5%~1%的速度减少，而且每年都会变少。

骨量变少了，脸上的轮廓感会开始模糊，脸上的立体感也会变低，整个人的气质和轮廓感就会下降。骨头下垂了，就会发现

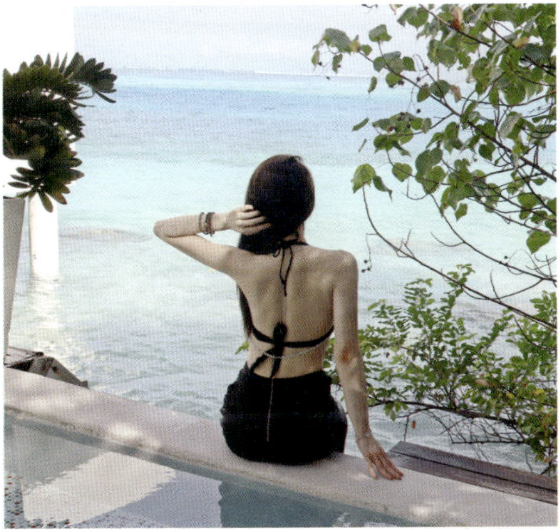

图26　长年锻炼背部肌肉

脸上的肉好像挂不住了一样，哪怕打再多的填充物，还是会往下掉，而且填充物打得越多，掉得越厉害。你可以想象一下，骨头就像衣架，皮肤、肌肉就像那件衣服；衣架往下掉了，衣服再立挺也无济于事。

“美人在骨不在皮”，好的骨相不仅体现在脸上，还体现在身体上。骨质疏松，骨量流失下垂，会导致驼背。当你腰杆不直驼背了，背部就会变厚。“背厚一寸，人老十岁。”天天喊着要减肥，有没有可能只是驼背让你看起来“厚”了呢？背部锻炼比你想象的重要得多。

骨相的保养不是看到自己有变化了才开始，30岁就要开始保养起来，因为骨头是身体中衰老速度最慢的，看到它老了也是最晚的。也正因如此，它一旦衰老是最难修复的。所以，千万不要忽略了骨相保养，否则后面真的花再多的钱也救不回来。

中年常见骨关节问题，你中招了吗？

庞大的中年女性朋友们，你们有没有感受过那种骨头、关节、肌肉“疼到怀疑人生”的滋味？我想不同年龄群体有不同的问题，我们一起看看。

1. 30 岁上下的“社畜牛马人”

长期伏案工作、久坐不动、键盘鼠标不离手的现代办公族。一天八九个小时“一屁股坐到底”，加班加点赶项目，结果不是腰痛、坐骨神经痛，就是肩颈酸痛，像顶了块大石头，再来个“网球肘、鼠标手”，每天浑身上下酸疼，活脱脱一个“移动的痛点”。

（1）坐骨神经痛：腰到腿的“电击感”

你是不是经常坐久了腰痛得要命？甚至痛得放射到大腿、小腿，有时候像被电击一样从腰一路“蹿”到脚底？这八成是坐骨神经痛找上门了。久坐、长时间保持不良坐姿会让腰椎间盘压力增加，挤压到坐骨神经，导致下腰部和腿部一阵阵的刺痛、麻木。

怎么办？保持腰背挺直，坐时在腰后垫个小枕头，多做腰背肌的伸展和放松运动，每天起身活动一下，可以减少对坐骨神经的压迫。

（2）肩颈酸痛：头重肩沉的“石头肩”

久坐办公桌前的人都知道，一天结束，肩颈就像驮了座大山，肩膀硬得跟块木板一样。你以为是简单的“酸痛”吗？其实，这多半是肩颈部肌肉劳损，因为长时间保持一个姿势，颈椎前倾、斜方肌紧绷，血液循环变差，导致肩颈部肌肉痉挛、疼痛不堪。

怎么办？经常做肩颈拉伸，比如头部左右转动、肩膀画圈、胸大肌拉伸，缓解肌肉紧张。平时用电脑时，要保持眼睛平视屏幕，避免低头，买个升降支架把电脑抬高。

（3）网球肘：握笔、打字都是“针扎感”

别以为只有打网球的人才得网球肘，每天坐在办公室打字、搬电脑、做手工活儿的人，也一样会得这种病。所谓网球肘，就是肱骨外上髁炎，因为过度使用手腕、前臂，导致前臂伸肌的附着点受损发炎，伸手、握东西都会像被针扎一样疼。

怎么办？工作中避免长时间、过度用力用手腕。比如，打字时可以垫个腕托；手拿重物时尽量用整个手臂发力，别只用手腕。还可以做冰敷、拉伸前臂肌肉，以缓解炎症。

（4）鼠标手：拇指疼、手腕僵的“工伤”

“鼠标手”，也就是腕管综合征，是白领工伤排行榜的前几名！因为长时间使用鼠标，手腕一直保持在一个姿势，导致正中神经受压迫，引起手指麻木、手腕疼痛、拇指活动受限。有时候，甚至拿个杯子都感觉拇指发软没力。

怎么办？ 用电脑时要保持手腕中立位，不要悬空，可以用鼠标垫。每隔30分钟休息一下，做个手腕拉伸、甩手放松，睡觉时也尽量保持手腕放松。

2. 40 岁上下的“健身达人”

这一年龄段中产女性，有很多自律的“腰精”。她们对自己的要求很高，把家庭、子女照顾好后，剩下的时间都用来虐自己。有些女性是到了中年才意识到健康的重要性，于是开始积极参加各种高强度的运动。但如果没有经过系统的训练，运动方式不正确，或缺乏必要的休息和恢复，反而会给关节带来更大的负担。比如，跑步、跳绳这些对膝关节压力大的运动，如果没有正确的动作和鞋垫防护，长时间下来会加速膝关节软骨磨损。

我的建议是，当你开始增加运动量时，一定要循序渐进，选择对关节压力较小的运动方式，比如游泳、骑自行车、瑜伽。运动前做好热身拉伸，运动后进行放松，才能更好地保护关节，避免磨损。

3. 50 岁以后的“脆骨老人”

（1）更年期后的骨质疏松

更年期是很多女性骨骼健康的“分水岭”。一旦进入更年期，雌激素水平急剧下降，骨质流失的速度会明显加快。有研究表明，女性在绝经后5～10年，骨密度的丧失速度会加快到每年2%～5%，这就是为什么女性比男性更容易患骨质疏松。

骨质疏松的最明显症状是骨骼变脆、易骨折，尤其是脊椎、髋骨、腕骨这些部位。如果你发现腰背酸痛、身高变矮，那可能是骨质疏松的早期信号。

（2）膝关节炎与髋关节疼痛：优雅的步伐背后的疼痛

女性步入中年后，膝关节和髋关节的“老化速度”开始加快。女性的骨盆宽，走路、站立时下肢骨骼受力线不像男性那么“笔直”，所以膝盖特别容易受到“剪切力”的影响。长时间下来，磨损和炎症就成了难以避免的问题。再加上很多女士30～40岁喜欢穿高跟鞋，对膝关节施加更大的压力。膝关节磨损严重了，就等于把“膝关节炎”这个“客人”请到你家里，赶都赶不走。

膝关节炎的症状通常是疼痛、僵硬、肿胀，特别是在活动后或久坐起身的时候，更是疼得让你恨不得不动。而髋关节疼痛，多是因为髋关节炎或者滑囊炎，让你在走路、弯腰时总感觉髋部不对劲，这种疼会一直缠着你，影响到你每一步的行动。

我的建议是轻量级运动。关节保暖，适当补充膳食补充剂。具体怎么补我下面会提到。

现在存的钙，是未来跳广场舞的本钱！

预防骨骼和关节的衰老，要从营养和锻炼这两个最重要的方面入手。骨骼需要钙、维生素D、蛋白质这些营养元素来维持健康，而关节则需要软骨营养、灵活度训练来保持正常运作。我给大家列几个实用的建议，简单有效。

1. 营养补充

（1）钙

钙是骨骼健康的“关键元素”。建议成年人每天摄入1000毫克的钙，而50岁以上的人最好增加到1200毫克。富含钙的食物包括牛奶、酸奶、奶酪、豆腐、绿叶蔬菜、坚果。如果你饮食中的钙摄入不够，可以考虑用钙片作为补充剂，但别盲目补，最好先咨询一下医生的建议。

举个例子，喝一杯250毫升的牛奶能提供300毫克的钙，吃一块豆腐（150克）也能提供250毫克的钙。所以每天喝两杯牛奶、吃一块豆腐，基本就能满足一天的钙需求了。

（2）维生素D，促进钙吸收

维生素D是钙吸收的“搬运工”，没有维生素D，钙就难以进入骨骼，补再多也没用。所以你需要保证每天摄入600～800 IU的维生素D。除了晒太阳（阳光能促进维生素D合成），你也可以吃一些富含维生素D的食物，如三文鱼、鸡蛋黄、蘑菇，或者直接补充维生素D补剂。

很多女士知道要给孩子从小补维生素D，自己却不知道补充，让人心疼。

（3）蛋白质，支持骨骼结构

蛋白质不仅是肌肉的重要组成部分，也是骨骼的关键营养物质。蛋白质能让骨骼更有韧性、结构更稳定，而且对软骨也有滋养作用。成人建议每天摄入1～1.5克/每公斤体重的蛋白质，可以多吃鱼、鸡蛋、瘦肉、豆类这些高蛋白食物。

（4）胺糖与软骨素，补充软骨营养

软骨对关节的保护作用很大，所以可以补充一些对软骨有益的营养物质，比如胺糖（葡萄糖胺）和软骨素。胺糖是软骨的“养护工”，能帮助修复受损软骨，软骨素则能润滑关节、减少炎症。市面上有很多这种针对关节的营养补剂，可以选择含氨糖+软骨素的产品来保护关节。

（5）硼，提升钙吸收

硼是钙的“好搭档”，能帮助骨骼更好地吸收和利用钙、镁、维生素D，调节激素平衡。它尤其对女性的雌激素有调节作用，保护骨密度。建议每天摄入1～3毫克硼，可从苹果、梨、葡萄干、杏仁、绿叶蔬菜中获得，或通过补充剂摄入。

（6）镁，稳定骨密度

镁是“骨密度稳定剂”，帮助激活维生素D、平衡钙。没有镁，钙可能沉积在软组织或血管里，反而不利于骨骼。镁还能放

松肌肉、缓解关节疼痛，每天建议摄入300～400毫克镁，来源有南瓜子、坚果、香蕉、燕麦。

（7）维生素K_2，引导钙进入骨骼

维生素K_2是“骨钙引导员”，可把钙“带”到骨骼和牙齿，避免钙沉积在血管和软组织中。建议每天摄入90～120微克K_2，可以从纳豆、鹅肝、奶酪等发酵食品中获取。

（8）维生素C，修复软骨

维生素C是软骨的“修复剂”，能促进胶原蛋白的合成，维持软骨弹性和韧性，预防关节炎。建议每天摄入75～100毫克，可从柑橘类水果、草莓、青椒、番茄中摄取。

（9）ω-3脂肪酸，减轻关节炎症

ω-3是关节的“润滑剂”，具有抗炎作用，能减轻关节疼痛、改善关节滑液质量。建议每天摄入500～1000毫克DHA和EPA，来源有深海鱼油、三文鱼、鲭鱼、沙丁鱼等富含ω-3的鱼类。

（10）硅，提升骨骼韧性

硅是骨胶原的“加强剂”，促进骨胶原形成和矿化，让骨骼更坚韧，提高软骨弹性，保持关节灵活。建议每天摄入10～25毫克，可从全谷物、啤酒酵母、绿叶蔬菜中摄取。

（11）胶原蛋白肽，促进关节修复

胶原蛋白肽是关节的“修复再生素”，易被吸收，可修复受损关节、增强骨骼弹性。

骨骼和关节健康需要多种营养素的协同作用。补钙固然重要，但也别忘了硼、镁、维生素K_2、维生素C、ω-3、硅、胶原蛋白肽、葡萄糖胺这些关键的营养支持，它们能共同帮助你维持骨骼强壮、关节灵活。

2. 运动锻炼：力量与柔韧并重

（1）力量训练：让骨头硬起来

要想骨骼硬朗，就得加上力量训练。骨骼需要刺激，当它受到力量的“冲击”，就会拼命“造”出更多骨细胞，骨密度自然就上来了。而且，增加肌肉量也是“保护关节”的好帮手——肌肉多了，骨骼就有了“支撑”，关节压力就减小了。

建议一周2～3次力量训练，比如深蹲、弓步、俯卧撑、硬拉。每次都综合训练下肢、上肢、核心，让骨骼得到“全方位刺激”。新手可以先从自身体重练起，熟练了再慢慢加上哑铃、杠铃，效果更好。

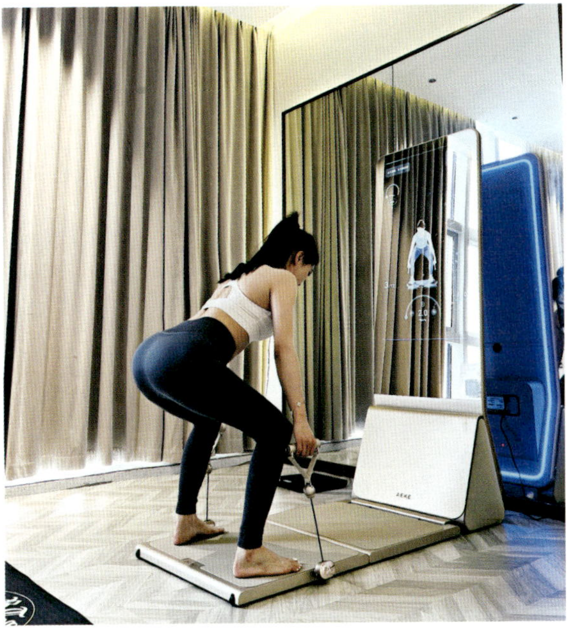

图27　力量训练

（2）有氧运动：让关节滑溜溜

有氧运动不仅能增强你的心肺功能，还能促进关节滑液分泌，让你的关节“润滑得像抹了油”。骑自行车、游泳、快走这些低冲击有氧运动，对髋、膝、踝这些大关节温柔又有效。

建议每周至少150分钟中等强度的有氧锻炼，比如，每天快走30分钟，或者每周游泳2次。特别是游泳，简直是关节的“救星”，水的浮力减轻关节的冲击，还能锻炼全身肌肉，对保护关节是双赢！

（3）柔韧拉伸：让关节松一松

拉伸、瑜伽这些柔韧练习也是关节的好朋友。它让关节活动度更大，让你平时运动伸展得开。多拉伸、多练柔韧性，才能让你避免关节僵硬的困扰，让骨骼保持青春活力。

09 卵巢滋养

从养护“花芯”来固元

这章的内容可能会颠覆你的认知。很多女性对于卵巢健康的了解，如同20世纪50年代人们对口腔健康的了解。那时人们还没有刷牙的习惯，没有养护牙齿的意识，同样，当前鲜有女性有卵巢保养意识。

都说女人如花，如果把脸蛋比作花，胸部比作叶子，那么卵巢所属的生殖系统就是“根”。我们每天都花心思想着怎么让花越来越好看，却忽略了美丽的根源在于卵巢的健康。人会生老病死，每一个器官都要经历这一过程，只是我们常常注重脸蛋的衰老，而忘记其余器官也会衰老。希望通过这一章，让你对于美丽有更深层次的认知。40岁的我，体检评估下来，生殖年龄比真实年龄小11岁，应该在卵巢保养上很有发言权了。

第一次遇到那些难以启齿的小秘密

有句话道：“卵巢是女性的第一命门。”女人的曼妙曲线和优雅魅力都要靠健康的卵巢来维持。卵巢老一岁，女人老十岁。

我也许比较幸运，从月经初次来潮到生育子女这一整个阶段，从未体会过所谓“月经不调”的状况。我的经血量正常，经期也甚少疼痛。我的女同学们曾说，单就没有经历过“痛经”这一点，我已经是很多女孩羡慕的对象。

正因为月经如此准时、稳定，我一直以为自己的妇科状况应属优良。那时候的我全然不懂何为私密保养，何为卵巢保养。那么从何时起，我这方面的保养意识开始觉醒呢？是在我诞下三个孩子之后。

我的孩子们是接连降生，五年生了三个，俗称接二连三。要知道，近年世界卫生组织给妈妈们的建议是，两次妊娠之间理想的时间间隔为2~5年。这意味着我的子宫、卵巢，乃至整个生殖系统在没有充分恢复好的情况下，一而再、再而三地接连耗损。当我生完第三个孩子后，便决定不再生育。正是在那时，我第一次出现了妇科炎症问题，感染了白色念珠菌。我很惊讶，为什么内裤上会出现那么多白色的东西？为什么会痒？为什么会有异味？

妇科炎症是女性一生中几乎都需要面对的问题之一，只要妇科免疫力得以提升，便能避免许多亚健康问题。

用了医生给我药，两三天后我的病情好转。也许它是抗生素或干扰素类的，见效非常快，但一周之后再度发病，反反复复没有消停。

认识生殖系统，认识另一个你

2016年，我对女性生殖系统的认知有了一点萌芽。我尝试过多家医院和美容机构，在其中一家熟悉的机构，护理师用工具打开我的私密处，分析我目前存在的问题，需要注意的地方以及改善和解决的方式。不同机构的环境和氛围，是否让你紧张或有安全感，对于私密护理是有道理的。我出于职业习惯，用了三年潜伏在不同的护理机构“卧底”，有意无意地探听各种护理项目，究竟是什么原理，是否有科学依据，有无副作用，等等，总之处于一种观望的状态。

直到2019年，我才正式开启女性生殖系统研究的大门。我有幸结识了一些不错的老师，了解到女性私密领域的亚健康有细分的疗护方法。比如，产后修复、改善私密环境，等等。

我以前对于什么是卵巢、什么是子宫、什么是阴道，为什么会有漏尿，为什么会盆底肌松弛……这一系列私密问题一知半解，没有系统地学习过。我在接受治疗的过程中，也探寻了那些方法是什么原理？有没有办法能根治某个症状？为什么能做到这样的效果？它能持续多久？等等。对于一些容易混淆或难以理解的概念，我就记录下来。别人付费来治疗，我付费来治疗加学习。

学习没有100%的捷径，但向高手学习是最高效的。对于女性而言，掌握生殖健康知识，了解自身的生理构造和机能，让你在面对身体变化时保持冷静，做出正确决策，在各个年龄段都能精准呵护身体，以健康活力的状态拥抱生活。

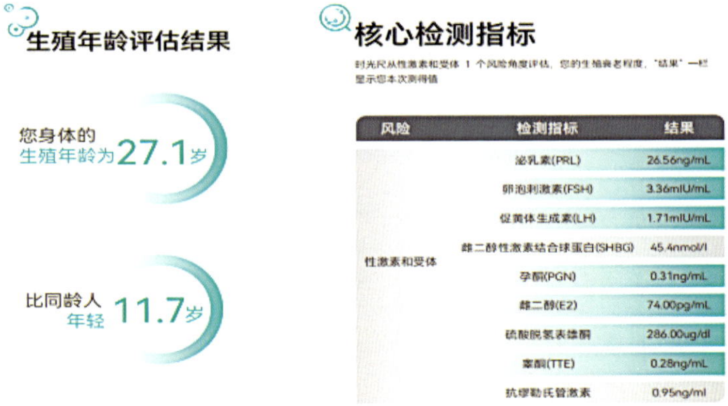

风险	检测指标	结果
性激素和受体	泌乳素(PRL)	26.56ng/mL
	卵泡刺激素(FSH)	3.36mIU/mL
	促黄体生成素(LH)	1.71mIU/mL
	雌二醇性激素结合球蛋白(SHBG)	45.4nmol/l
	孕酮(PGN)	0.31ng/mL
	雌二醇(E2)	74.00pg/mL
	硫酸脱氢表雄酮	286.00ug/dl
	睾酮(TTE)	0.28ng/mL
	抗缪勒氏管激素	0.95ng/ml

图28　我40岁时的生殖年龄评估结果

卵巢早衰，35 岁是分水岭？

女人以"7"为一个周期，7岁开始有分泌物，14岁有月经，42岁卵巢进入衰老期。当然，现在的生活压力和环境可能让这一系列年龄提前。但是，如果你还没到42岁，阴毛已经出现了白毛，哪怕是只有一根，已经明显是卵巢早衰的症状。你是否以为只有“潮热”和“绝经”才能判断更年期的到来？你是否以为更年期的症状在最后一次月经结束之后才出现？其实，女性从35岁开始，就偶尔会出现排卵不理想的情况，因为卵细胞花期已过；而激素水平从38岁左右就开始波动，这是一个叫作“前围绝经期”的阶段，与围绝经期无缝衔接。我曾经也以为50多岁的女性会突然不再来月经，激素水平断崖式下跌，但事实并非如此，卵巢的衰老是一个渐进而缓慢的过程。而且当卵巢开始渐进衰退，激素水平的波动会带来一系列身体变化，比如受孕困难、抑郁、疲乏、关节疼痛、心律不齐、头痛和长斑等。理解这些变化、提前应对，就能更好地延缓衰老、掌控自己的身体——我们不是被动接受，而是主动出击！

如果说女性的生殖系统是花园，那么卵巢就是花芯，它象征着女性生命的源泉和根本力量。很多时候，女性的健康和幸福感都与这个器官的健康状况紧密相连。我们要像呵护一朵花的花芯一样，悉心照顾它，固本培元，才能保持身体的活力和青春，拉长我们的“花期”。

性激素下降和氧化应激的双重夹击

1. 多种性激素下降

（1）卵泡减少导致激素下降

女性随着年龄增长，卵巢中的卵泡数量和质量逐渐减少。特别是在35岁之后，减少的速度加快。卵泡是卵巢分泌雌激素、孕激素和睾酮的主要来源。当卵泡数量下降时，这些激素的分泌量也随之减少。雌激素和孕激素的下降，会影响月经周期的规律、皮肤状态、骨密度、情绪平衡等各方面。

（2）激素下降破坏卵巢功能

激素水平的下降对卵巢本身的健康也有不良影响。雌激素在维持卵巢细胞的活力方面发挥重要作用，当雌激素水平降低时，卵巢细胞会变得脆弱，抗氧化和抗炎能力减弱，卵巢组织逐渐失去活力和功能。雌激素调节着卵泡成熟和排卵，其下降会导致卵泡发育不良，进一步减少卵巢内可以排出的卵子数量，从而加速卵巢的衰老过程。

2. 氧化应激：卵巢的隐形杀手

卵巢衰老的另一大敌人——氧化应激。这个名字有点儿生僻，但它是一个侵蚀卵巢健康的“隐形杀手”。说白了，氧化应激就是我们身体里的自由基搞出来的名堂。自由基是人体代谢过程中产生的活性分子，正常情况下会被抗氧化系统清除掉，但当数量超标时，抗氧化系统跟不上，就会产生氧化应激。

氧化应激为什么会让卵巢受损？原因很简单，卵巢对自由基的攻击非常敏感。卵巢是高度代谢活跃的器官，卵泡发育、排卵等过程都会产生大量自由基，而这些自由基如果没被及时清除，会对卵巢细胞、卵泡、线粒体造成损伤。想象一下，自由基在卵巢里肆意破坏，就像是让“坏蛋”在你的花园里到处撒野，把原本生机勃勃的花朵糟蹋得不成样子。这种长期积累的伤害会导致卵巢功能减退，加速卵巢的老化进程。

科学研究显示，氧化应激不仅加速卵巢衰老，还影响卵巢的生殖能力。自由基过多，会损伤卵泡细胞的DNA，影响卵泡发育和成熟，导致卵泡质量下降，卵巢储备减少，最终影响排卵和生育能力。女性如果35岁以后要想生二胎、三胎，请先养护卵巢，养好卵泡。好的卵泡是正圆的，在阴超下可以看到是发亮的。

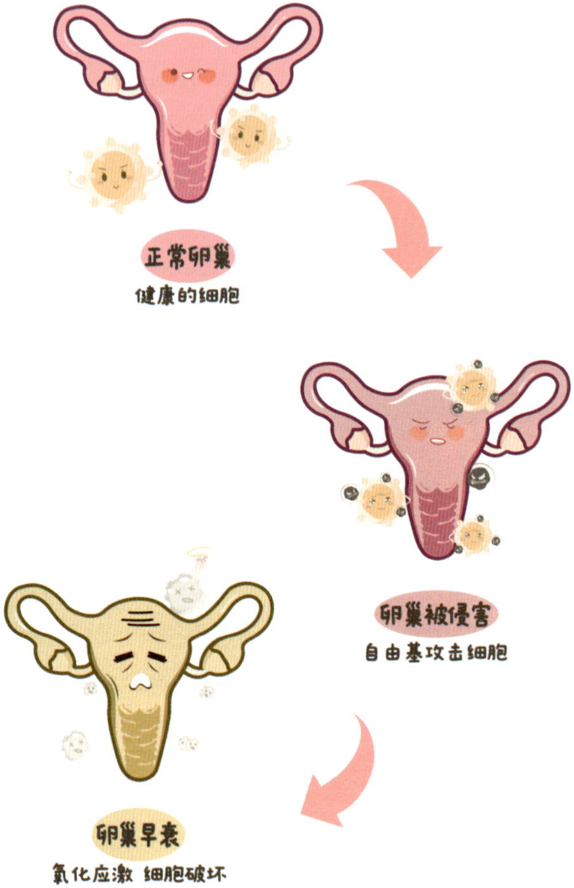

图29 自由基侵害下的卵巢变化

卵巢衰老：身子越弱，脾气越暴？

在35到38岁年龄段，卵巢内的激素水平开始悄悄地发生变化。女性的情绪变化很大程度上源自激素水平的下降。

孕激素的下降像一个隐形的开关，慢慢影响你的情绪、睡眠以及整个人的状态。年轻时体内的激素水平稳定，情绪就像夏日的微风，清爽平稳。但随着卵巢功能开始退化，孕激素分泌逐渐减少，情绪的平衡被打破了。你开始学会发泄，开始允许自己不再对生活中的小事隐忍，脾气说上来就上来。

雌激素、孕激素和睾酮，这三种激素“掌管者”是保持女性身体健康和心灵平和的关键。但遗憾的是，当你进入35岁后，卵巢内卵泡数量逐渐减少，激素分泌就像退潮一样，越来越不稳定。每个月激素水平的波动会影响到情绪的起伏、皮肤的状态、体重的变化，以及生殖系统的健康。

激素水平的下降，直接影响了生理和心理状况的99%。情绪的波动、易怒、失眠、精力下降，都可能是激素变化引发的。拿雌激素来说，它是维持我们皮肤弹性、骨密度和生殖健康的“守护神”。当雌激素开始减少，你会发现自己变得更容易疲劳，皮肤干燥、失去光泽，甚至关节疼痛。而随着雌激素下降，骨密度也会随之流失，骨质疏松的风险大大增加。

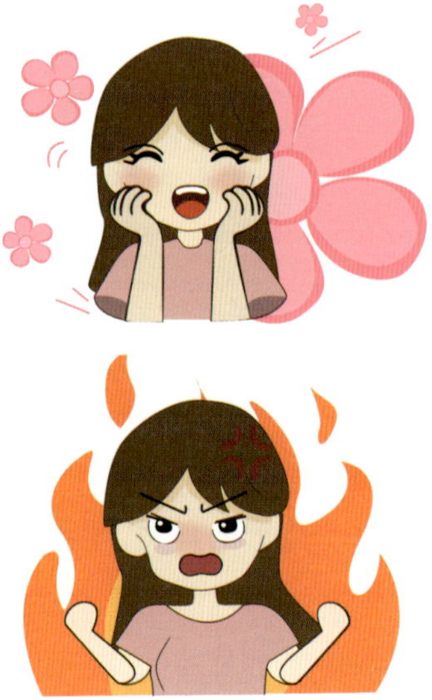

图30　卵巢健康影响情志

至于孕激素，它在调节情绪和睡眠方面扮演着重要角色。孕激素减少时，你会觉得情绪像坐过山车，有时脾气暴躁、难以入睡，月经也变得不规律，或者更大量。到了这个阶段，情绪不再那么稳定，睡眠质量也明显下降，开始出现焦虑、抑郁的症状。

还有别忘了睾酮，虽然它在女性体内含量较低，但对维持肌肉力量、骨骼健康以及性欲至关重要。随着睾酮的下降，你可能会觉得原本轻松提起的重物，现在变得沉重；身体不再有那种充沛的精力，性欲也随之下降。

卵巢衰老的危险，远比“绝经”更复杂，这不是危言耸听。来做个卵巢衰老症状自检吧：

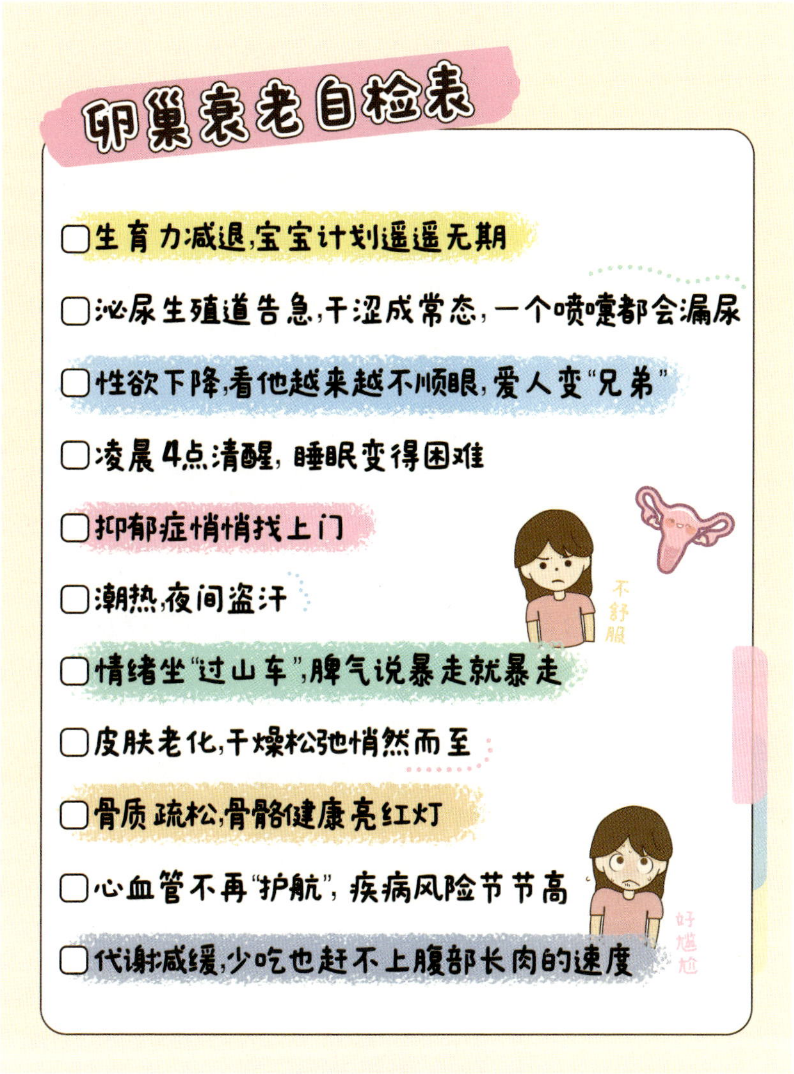
卵巢衰老自检表
生育力减退，宝宝计划遥遥无期
泌尿生殖道告急，干涩成常态，一个喷嚏都会漏尿
性欲下降，看他越来越不顺眼，爱人变“兄弟”
凌晨4点清醒，睡眠变得困难
抑郁症悄悄找上门
潮热，夜间盗汗
情绪坐“过山车”，脾气说暴走就暴走
皮肤老化，干燥松弛悄然而至
骨质疏松，骨骼健康亮红灯
心血管不再“护航”，疾病风险节节高
代谢减缓，少吃也赶不上腹部长肉的速度
不舒服
好尴尬

图31 卵巢衰老自检表

卵巢保养：让“青春之花”持久绽放

养护卵巢重点是营养均衡、适度运动和保持愉悦。在身体出现异常情况时，不要碍于颜面而延误病情，记得求助你的救火队员——妇科医生。

女人拥有“三宝”，即卵巢、子宫和月经。卵巢如根，子宫如土壤，月经如雨露；如果根断了，土壤贫瘠了，雨露干涸了，那么再美的花朵都会凋谢。无论处于30岁、40岁还是50岁，女性的魅力不会因为年龄增长而消逝，但会因为生殖系统过早衰老而锐减。女人的“花期”长短就取决于这三宝，唯有悉心关注和调理它们，方能使女性之花长久绽放。

部分女性存在卵巢早衰的现象，40岁不到，甚至30岁就闭经了。一些人在30岁左右就出现阴毛变白、脱落等问题。通过观察自己毛发的光泽、颜色、疏密程度等，能够初步判断卵巢的功能状况。若毛发乌黑亮泽、浓密恰当，说明卵巢状态基本不错；若出现了白毛，则可能是卵巢早衰的警示信号，意味着雌性激素水平或许发生了异常变化。

去年，我偶然发现自己长出了一根白毛。咨询护理师后，得知可能是长期压力大和劳累造成的。从那时起，我更注重作息规律，积极调节情绪，并着重加强卵巢保养。若放任不管，白毛可能会接连出现。由于工作性质，我每年会收到众多国内外品牌方寄来的样品，其中不乏卵巢保健产品。我会仔细研究其成分与专利信息，要求品牌方提供相应的临床数据，经过初筛的产品再由品控团队开始测试。对于卵巢保健品，每个人的体感和见效速度有所差异，我们通常依据人体 21 天的代谢周期来评估效果。

私密处的毛发能否实现白转黑？实际上，这概率较低。即使进行了干细胞治疗，成功率也有限。因此，预防胜于治疗。从长远来看，预防卵巢早衰是一项极有价值的投资，实则也是在节省未来可能用于治疗的费用。

那么，我目前是如何保养卵巢的呢？

第一，口服保养品。每日坚持服用针对卵巢及生殖系统保养的产品。关键在于根据自身的体质特征和具体问题，挑选适宜的产品。

第二，每隔一年或一年半进行一次卵巢干细胞注射治疗。今年我的检测结果显示，我的卵巢实际年龄为27岁，相较于生理年龄年轻很多。注射干细胞能在一定程度上激活卵巢细胞，对于一些六七十岁女性的卵巢细胞，还有将类似枯萎葡萄的细胞重塑成鲜嫩饱满的葡萄的效果。但是效果确实因人而异，也须在专业医师的指导下进行。

下面提供一些普适的日常卵巢保养方法。

1. 养雌饮食，滋养卵巢

你可能觉得吃什么都无所谓，其实大错特错！豆腐、豆浆、亚麻籽这些富含植物雌激素的食物，是平衡激素、养护卵巢的绝佳选择。莓果、坚果、绿叶菜也多吃点，它们是抗氧化神器，帮助你对抗氧化应激。还有深海鱼类，富含ω-3脂肪酸，对卵巢的养护有奇效。

2. 适度运动，激活卵巢

运动不是要跑马拉松，简简单单的快走、瑜伽、游泳都可以。第一次跑步只要跑1公里就好，不要设定过高的目标。重点是要动起来，让卵巢也动起来，有了良好的血液循环，激素水平可以自然平衡。卵巢喜欢“健康中等身材”，太胖或太瘦都不行。肥胖会扰乱激素平衡，太瘦的话雌激素也分泌不够。

3. 补充营养素，给卵巢多重保护

有些营养素在日常饮食中可能摄入不足，这时适当的膳食补充剂可以帮助维持卵巢健康，但最好在医生的指导下服用。

◇ 调节激素分泌：需要平衡激素的女性，可考虑补充肌醇、大豆异黄酮、红三叶草异黄酮、圣洁莓提取物。这些成分在调节雌激素和孕激素方面有一定的帮助，尤其适用于月经不规律和经前综合征的女性。

◇ 支持卵泡发育：补充叶酸、维生素B_6，有助于卵泡的正常发育和成熟，特别适用于备孕女性。

◇ 抗氧化保养：抗氧化剂可以保护卵巢细胞免受氧化应激的伤害，如口服麦角硫因，帮卵巢强效清除自由基。

4. 求助妇科医生，给卵巢定期“健康监控”

定期去做妇科检查很有必要。每年做一次超声检查，看看你的卵巢状态，测测激素水平（激素六项）和AMH值，早发现、早治疗。有任何症状，比如月经不调、脾气变大，别硬扛，找妇科医生聊聊，她们就是你的健康“救火队员”！

5. 保持亲密关系，愉悦身心

和谐的性生活也是“养卵巢”的一环。卵巢和生殖系统是“用进废退”，用通俗一点的讲法，卵巢就是喜欢“忙起来”，一闲下来，反而加速它的退化。亲密关系不仅能让心情愉悦，还能促进盆腔血液循环，让你的卵巢和生殖系统都更健康。

别小瞧这些日常习惯，坚持下来，你的卵巢一定会感谢你，整个人的状态也会好起来。对于30岁以上的女性来说，养护卵巢越早开始越好。

为什么生殖保养要趁早?

无论妇科问题还是其他身体病症，预防始终比治疗更关键。为什么要有提前进行生殖保养的意识？因为女性步入更年期后，遭遇妇科炎症的风险会显著增加，诸如内分泌紊乱、老年性阴道炎等。

老年性阴道炎，在医学上又称作萎缩性阴道炎。当女人年纪大了，处于绝经期前后，或者接受过放射性治疗后，极易患上这种疾病。此时卵巢功能已然衰退，雌激素水平下降，致使阴道壁萎缩、黏膜变薄，阴道的抵抗力大幅度减弱，极易受到细菌的侵袭。其常见症状包括阴道干涩、瘙痒、灼热感、分泌物增多等。其中最大的特点是私处干涩，甚至可能滋生滴虫菌。该病菌会侵蚀黏膜，一旦黏膜破损，阴道就容易发生粘连，与伤口未及时愈合而粘连的原理类似。当阴道粘连后，就会影响正常的夫妻生活。一方面是由于干涩不适，另一方面则是存在瘙痒和异味。老年性阴道炎对于很多女性来说，是比胖20斤更为可怕的噩梦！

我听过有位贵妇，舍得花十几万元买一个包，但不舍得投资在卵巢保养上。她有严重妇科炎症，外阴常年瘙痒，甚至抓破了皮肤。护理师问她：“你都这样了，不会觉得不舒服吗？”贵妇说：“我都免疫了，现在痒得都快没感觉了。”

不免可悲，当一个人明明有条件可以治疗这些问题，为何要任由炎症肆意发展？这种消费观是扭曲的。作家张爱玲曾说：“一个人不能分辨是非善恶就是愚蠢。”如果不能分辨什么是对自己真正有益的，更是愚蠢。

为什么女性要做好生殖健康保养？这并非仅仅是为了找到更好的婚恋伴侣，更多是希望年老时可以不用穿纸尿裤，自由舒适地生活，让生活质量更高！仔细想想，当你辛苦忙碌了大半辈子，好不容易熬到退休，却因这些妇科问题导致生活质量下降，实在是得不偿失。所以说，卵巢堪称女性的第二条生命。

常言道：“种瓜得瓜，种豆得豆”。你投资在哪儿，就收获在哪儿，这一点上天是公平的。你投资在大脑上，就收获智慧，凭借智慧能更出色地完成各种事情；你投资在面部上，就收获美丽，凭借美丽能获得更多的关注和自信；你投资在健身上，就会收获矫健的身材，让你精神抖擞、容光焕发；你投资在私密处保养上，就能实现由内而外的健康，比同龄人更显年轻，还能规避妇科炎症带来的痛苦。

如果你把金钱耗费在毫无意义的消遣上，最终得到的可能是一副憔悴且亚健康的身躯。所以说，金钱的流向决定了生活的走向。每个人无论财富多寡，只要生活尚可维持，总会在某一方面投资自己，只有投资健康不会过时。

私密疗护有哪些新科技?

中医有云:“宁治十男子,莫治一妇人。”妇科疾病的成因复杂,而且容易反复发作,治疗难度颇高。现代的妇科医护水平提高了很多,但女性首先要做的是提高防病意识和认识。即使最常见的妇科炎症,也不要小觑。

我的妇科炎症一直反反复复,有两个原因。其一,我属于阴道偏潮湿的体质,易感染霉菌性阴道炎。当私密环境的pH值失衡,有害菌会远远超标。其二,生育完三个孩子后,我的阴道比较松弛,蠕动力降低,而蠕动力与阴道的排毒能力是相关的。

正常情况下,女性每日会排出1~3毫升白带。如果阴道紧致、蠕动力良好,白带会顺着褶皱排出;如果排出不畅,长期淤积于宫颈口,容易引发“纳氏囊肿”。它们像痘痘一样,小而分散地长在宫颈表面。当你的阴道废弃物长期不能排出,还可能泡到宫颈肥大,如果不及时处理,就会慢慢地糜烂。

妇科炎症会带来什么后果?第一,代谢物无法正常排出,导致宫寒;第二,长期淤堵不通,导致宫颈糜烂,甚至脱垂。我的宫颈就出现淤青发紫和轻度脱垂,发紫是宫寒的表征之一。健康的宫颈口类似于平安扣的形状,而我的已经拖沓下去了。

如何改善妇科炎症呢?它不像头痛医头、脚痛医脚这种单一概念，而是需要整个系统的改变。先调理好私密大环境，平衡菌群、收紧阴道，再解决诸如宫颈脱垂等具体问题。要知道，子宫犹如水池，虽然有自净能力，但若常年受“垃圾”污染，也会变成臭水沟，气血循环变差，温度下降，从而免疫力降低，容易感染疾病。子宫之于女性，仿佛一树之根。如果根部出了问题，其他部位的“养分”就供给不上，皮肤、头发等外部器官就会萎缩。

为了改善产后子宫状况，我还采取了以下措施：

第一，阴道韧带重塑。一般女性阴道是两指到三指宽，我因顺产三个孩子，阴道有八到十指宽。里面的很多韧带断裂，松弛严重。通过微创手术重塑韧带，术后阴道紧致度显著提升，夫妻生活时的抓握感恢复了。虽然无法回到未生育时的状态，但已达到正常生育后女性的较好水平。

第二，阴道干细胞项目[1]。这个项目旨在提升阴道的内环境质量，促进细胞再生，修复受损组织，增强阴道黏膜弹性，从而改善松弛状况，提升免疫力，并有效缓解妇科炎症且防止其复发。通俗来说，就是让它重新“活”一遍。当阴道内环境变好，阴道固有层的血管和胶原数量也会增加，促进骶韧带成纤维细胞早期黏附，增强阴道的伸展能力。

第三，子宫干细胞项目。针对我的宫颈轻微脱垂，它通过干细胞小分子作用，使宫颈口复位。宫颈脱垂解决后，改善了私密代谢，废弃物能顺利排出，让私密环境更为健康。

---

[1] 阴道和子宫干细胞治疗目前仍处于临床研究阶段，个体生理状况有差异，应咨询专业医师的意见，谨慎选择治疗方案。

采用什么方式做阴部疗护，应结合你的妇科症状和需求，根据医生建议来执行。如果问题不严重，前面所述的日常保养方法足够。面部保养的效果肉眼可见，而私密部位实则是女性的“第二张脸”，其健康状况不仅影响容貌，更关乎夫妻生活质量与自身整体状态。女性内分泌失调会引发诸多皮肤问题，如长斑、长痘、暗黄、松弛、皱纹等，解决它们的根源在于生殖系统养护。

真正的美源于蓬勃的生命力，当身体内在循环通畅时，脸颊自然透出的红润光泽，是任何大牌腮红都修饰不出来的生命底色。所有气色都是由内向外散发的，只有生殖系统的“根”得到更好的养护，我们的脸、身体这些“叶”和“花”才能真正美丽。

与其用年龄丈量美丽，不如用健康刻度定义美丽。有人30岁显疲态，也有人50岁仍容光焕发——差异往往藏在看不见的地方：规律的内分泌节律、活跃的代谢机能、平衡的激素水平。正如中医所言“气血为美之本”，现代医学也印证了身心状态会直接投射在皮肤、发质和体态上。

身体是土壤，养护得当才能四季常青。记住：美丽从来不是某个器官的KPI，而是身心同频共振的光彩。

归根结底，身体护理是为了自身的健康与幸福，让自己从内而外充满自信，抗衰的最大受益人始终是自己。

10 内分泌平衡

掌控你的荷尔蒙

36岁以前，我没去看过内分泌科，不知道内分泌系统=内分泌腺+激素；也不知道原来除了雌激素、孕激素，人体内还有上百种激素。我对激素的认知始于“皮质醇”——一个知其然而不知其所以然的名词。

我“拼命三娘”的生活不是只有风花雪月，也有心力交瘁。从2020年5月起，我在很长一段时间内，觉得特别疲惫，仿佛身体的电池永远充不满。明明没有做什么特别耗体力的劳动，可整个人还是累得不行。晚上总是梦到自己是花木兰，在战场杀敌，早上醒来时，感觉真的昨晚大杀四方了一晚，浑身无力。白天提不起精神，到了晚上又睡不着，翻来覆去。起初，我以为是工作太忙导致的疲劳，只要休息几天，调整一下就好了。可是，这种状态持续了好几个月，不仅没有改善，反而越来越严重，慢慢地精力被耗干，我体会到了“油尽灯枯”的感觉。

最初的乏力，后来演变成心慌、失眠，甚至有时候胃口也跟着“罢工”。原本我还在安慰自己，可能是因为年纪大了或者平时太拼命。直到有一天，我突然在家晕倒了，才意识到情况真的不对。急诊转去内分泌科，我做了一系列检查，结果出来医生说：“你的皮质醇水平高得离谱。”我一下子蒙了，皮质醇？我知道它是压力激素，但从没想过它会出问题。医生解释说，长期的高压力让身体持续分泌皮质醇，导致我处于一种“备战状态”，这也是我一直感觉累、睡不好、情绪波动大、身体乏力的原因。

当时，我才意识到，这种被我忽视的“持续性疲劳”（TATT）其实是身体在发出警告。它不只是简单的累和休息不足，而是因为我长期处于压力和焦虑中，皮质醇持续分泌，彻底扰乱了我的身体机能。那一刻，我才恍然大悟，原来激素对于人的影响会那么大。从那以后，我开始研究内分泌系统的调节。

内分泌系统由一系列腺体和器官组成，包括下丘脑、垂体、甲状腺、肾上腺、胰腺、卵巢、睾丸等。它是维持身体机能的重要“指挥官”，通过分泌激素（即荷尔蒙），影响我们的情绪、体重、睡眠、能量、免疫力，甚至皮肤状态。

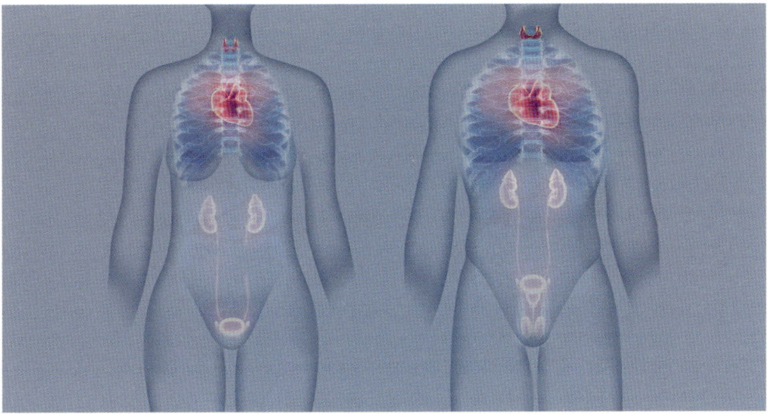

图32 女性（左）和男性的内分泌系统

激素是在细胞间传递信息的“化学信使”。人体内存在100多种已确认的激素，由内分泌腺产生，通过血液快速传递到全身细胞。然而，当激素失衡时，身体的各项机能都会出现“失控”现象。掌握激素的平衡之道，是保持年轻与健康的关键。

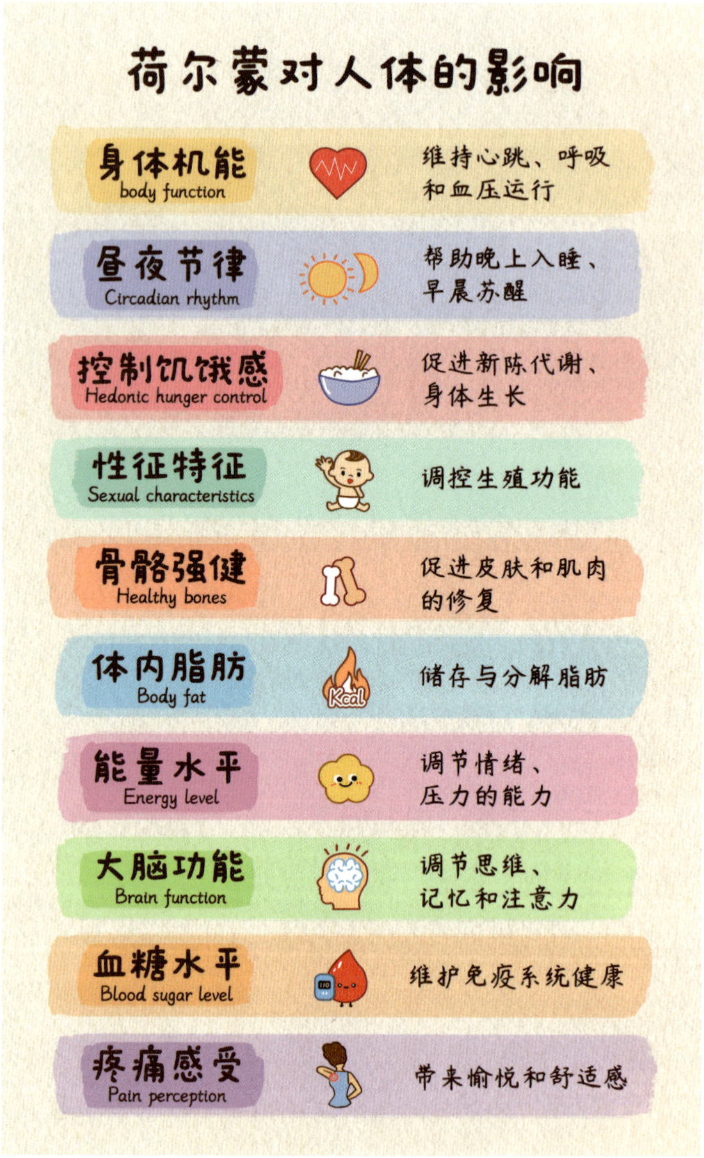
荷尔蒙对人体的影响
身体机能
body function
维持心跳、呼吸和血压运行
昼夜节律
Circadian rhythm
帮助晚上入睡、早晨苏醒
控制饥饿感
Hedonic hunger control
促进新陈代谢、身体生长
性征特征
Sexual characteristics
调控生殖功能
骨骼强健
Healthy bones
促进皮肤和肌肉的修复
体内脂肪
Body fat
Kcal
储存与分解脂肪
能量水平
Energy level
调节情绪、压力的能力
大脑功能
Brain function
调节思维、记忆和注意力
血糖水平
Blood sugar level
维护免疫系统健康
疼痛感受
Pain perception
带来愉悦和舒适感

图33　激素对人体的影响

四种关键激素，你了解吗？

激素种类繁多，每一种都有独特的作用。你不必对每一种激素都了如指掌，知晓几种关键激素，掌握它们的作用和调节方法，就能帮助你维持整体激素的平衡，保持身体和精神的健康。这里我想介绍胰岛素、皮质醇、性激素（雌激素和睾酮）和甲状腺激素这四种对身体和生活状态至关重要的激素。它们分别承担不同的角色，在维持代谢、情绪、能量和生殖健康中起着至关重要的作用。

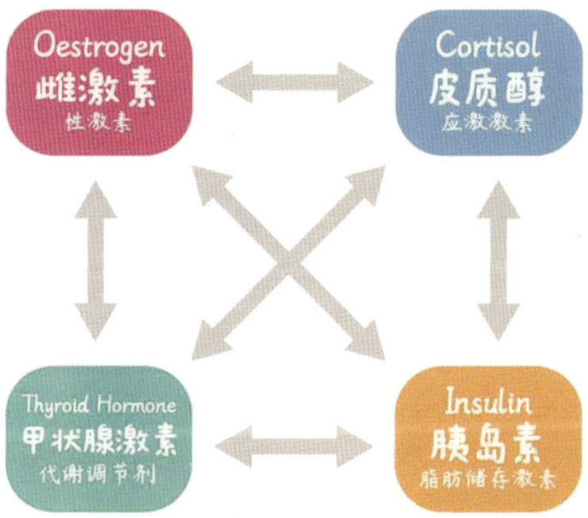

图34　四种关键激素

1. 皮质醇：压力与能量的“管理者”

我最想给你介绍的，就是皮质醇。皮质醇是由肾上腺分泌的一种激素，被称为“压力激素”。它是人体内优先级极高的激素，是千万年来人类进化的产物。在洞穴时代，我们人类祖先就进化出了“压力激素”。面对野兽的生命威胁，人体会自动触发“战或逃”的应激反应。皮质醇会抑制你的免疫反应、消化反应、生殖欲望，确保我们有足够的能量来应对挑战。可不是嘛，都面对危险了，谁还会产生性冲动?

然而皮质醇作为远古时期的“伟大发明”，似乎在今天有些不合时宜。毕竟洞穴时代的祖先逃离野兽追击的危险后，就会穴居休憩。而今人的皮质醇压力倒不是来自猛虎飞禽，而是来自你的上司、下属和没日没夜的Deadline。而且你远没有古人的幸运，哪有时间休养生息、重整旗鼓?我们失去的是恢复体力和休息的时间。如果一直灌咖啡，一直调用真气，时间久了，皮质醇就会出问题。

◇ 功能作用：皮质醇有多重作用，包括提高血糖、调节新陈代谢、抑制免疫反应并帮助调节血压和心血管功能。它在短期内对身体有保护作用，可以让我们在压力时保持清醒、专注和有力。

◇ 不平衡的影响：长期压力导致皮质醇分泌过多，会造成慢性疲劳、情绪波动、免疫力下降、体重增加（特别是腹部脂肪）等问题。高皮质醇还会干扰其他激素的平衡，影响整体健康。

2. 胰岛素：平衡血糖的"守门员"

胰岛素是一种由胰腺分泌的激素，主要作用是调节血糖水平。当我们摄入碳水化合物或糖分时，血糖升高，胰腺便会分泌胰岛素，把多余的糖分转化成肌肉和肝脏中的糖原，或者以脂肪的形式储存在身体中，以确保血糖维持在一个稳定的水平。

◇ 功能作用：胰岛素的核心作用是降低血糖，防止血糖过高对身体造成损害。同时，它还调节脂肪和蛋白质的代谢，对我们的能量水平、体重和新陈代谢有直接影响。

◇ 不平衡的影响：胰岛素水平过高会导致胰岛素抵抗，使细胞对胰岛素的敏感性下降，从而引起2型糖尿病、肥胖、代谢综合征等问题。因此，保持胰岛素稳定是预防代谢疾病和维持健康的重要一环。

3. 性激素：生殖与活力的"指挥官"

性激素包括雌激素（主要存在于女性体内，但男性也有少量）和睾酮（主要存在于男性体内，但女性也有少量），它们是决定生殖能力、性征特征、性欲和骨骼肌肉健康的关键激素。

◇ 雌激素：主要由卵巢分泌，在女性的生殖健康、月经周期、骨骼健康和情绪稳定中起到至关重要的作用。雌激素在青春期、妊娠期、更年期等特殊生理阶段的波动会直接影响女性的生殖功能和情绪状态。

◇ 睾酮：由睾丸（男性）和卵巢（女性）分泌，在男性的肌肉增长、骨骼健康、性欲、精子生成中起到重要作用。它也是女性能量、情绪稳定和肌肉力量的重要支持。

◇ 不平衡的影响：性激素失衡会导致一系列问题，如月经不调、性功能障碍、不孕不育、骨质疏松、情绪波动、肌肉减少和疲劳等。女性雌激素过多或不足、男性睾酮水平过低，都可能引起健康问题和生活质量下降。

4. 甲状腺激素：代谢的“引擎”

甲状腺激素主要包括T3（三碘甲状腺原氨酸）和T4（甲状腺素），由甲状腺分泌。它们负责调节新陈代谢，维持身体的能量水平、体温、心跳和消化功能。甲状腺激素就像身体的“油门”，能加速或减慢代谢过程。

◇ 功能作用：甲状腺激素影响全身的代谢速率，包括脂肪分解、碳水化合物代谢、蛋白质合成等。因此，甲状腺激素对体重管理、能量维持、心血管健康、情绪状态有着重要作用。

◇ 不平衡的影响：甲状腺激素水平过低（甲状腺功能减退）会导致代谢减缓、疲劳、体重增加、怕冷、便秘、情绪低落等症状；而甲状腺激素水平过高（甲状腺功能亢进）则可能引起心跳加速、体重减轻、出汗、焦虑、失眠等症状。

掌握这些关键激素的作用和调节方法，可以帮助你更好地了解身体的内在平衡机制，从而更好地保持健康状态。熟悉这些激素的分泌、作用以及与情绪、生活方式的关系，是维持身体和精神平衡的重要一环。

为什么激素失衡？还是生活方式病！

我的亲身经历告诉你，人体健康是有出厂质保期的。我们在20岁出头时，各项激素水平处于均衡合理的状态，但是很多人在生活方式上就放松甚至放纵，“自作孽”干扰了自身激素的分泌。激素失调会对人的身心和生活造成很大的影响，包括体重变化、情绪波动、睡眠障碍、皮炎和脱发等。

◇ 情绪波动：焦虑、抑郁、易怒，很可能是皮质醇、雌激素或甲状腺激素水平异常。

◇ 睡眠障碍：褪黑激素失调会导致入睡困难，睡眠质量不佳，高皮质醇水平则会让你在深夜清醒。

◇ 体重变化：突然增重或减重，往往与胰岛素抵抗、甲状腺功能减退或雌激素水平异常有关。

◇ 皮肤与头发：痘痘、粉刺、脱发都是内分泌失调的常见表现，可能与雌激素、睾酮、胰岛素等激素紊乱有关。

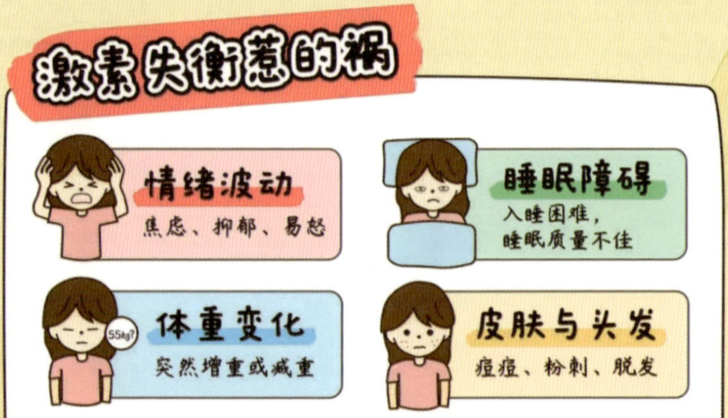
激素失衡惹的祸
情绪波动
焦虑、抑郁、易怒
睡眠障碍
入睡困难，
睡眠质量不佳
55kg?
体重变化
突然增重或减重
皮肤与头发
痘痘、粉刺、脱发

皮质醇	过高	累却睡眠质量低，腹部脂肪堆积
	过低	身心疲惫，被掏空的感觉
雌激素	过高	容易长痘、胸部胀痛、月经紊乱、囊肿、子宫肌瘤、子宫内膜增厚等
	过低	脱发增多、情绪低落、性欲低、关节灵活度下降、注意力不集中等
甲状腺激素	过高	多汗、眼球突出、失眠、体重减轻等
	过低	容易精神不振、疲劳、体重增加、便秘等
胰岛素	过高	多饮、多尿，神经功能诱发感觉、神志异常等
	过低	可能会导致血糖升高、尿糖升高、体重减轻、糖尿病等

图35　激素失衡的常见表现

下面重点谈谈，有哪些导致人体激素失衡的外源性因素。有害物质摄入、不良饮食、压力、睡眠不足都会对人体的激素平衡产生深刻影响，尤其是胰岛素、皮质醇、性激素（如雌激素、睾酮）、甲状腺激素。

1. 有害物质摄入

咖啡因、药物、酒精和尼古丁都是会对身体激素分泌产生影响的外源性物质，它们通过干扰内分泌系统，直接或间接地影响激素的平衡。这种影响在短期内可能不明显，但长期摄入可能会导致激素失调。这里我特别想强调的就是咖啡因。这年头谁的血液里不流淌着两斤咖啡？高度依赖咖啡因，我们真的没事吗？答案是：NO!

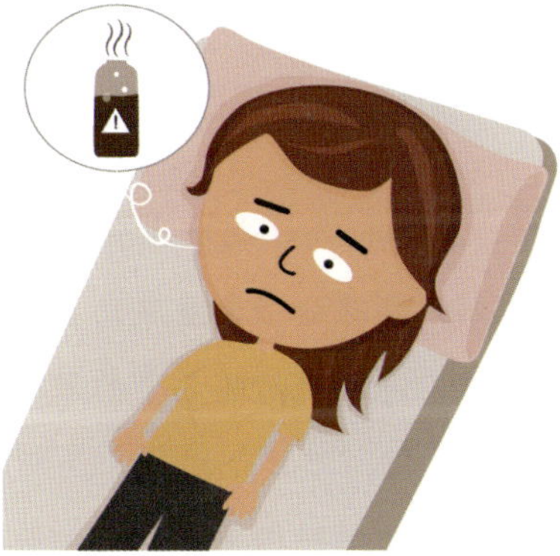

图36　有害物质摄入

◇ 皮质醇增加：咖啡因会刺激肾上腺，导致皮质醇（应激激素）水平升高。这种激素能帮助我们应对短期压力，但长期高水平的皮质醇会导致慢性压力，干扰免疫功能、血糖水平，并影响新陈代谢和体重调控。就像中医所言，咖啡会调用“肾气”，如果你总是透支“先天之本”，具体结果，如上述的我。

◇ 肾上腺素释放：咖啡因能刺激肾上腺素的分泌，这是一种“战斗或逃跑”激素，使心率加快、血压升高、血糖升高，帮助身体进入应激状态。虽然短期有提神效果，但长时间摄入咖啡因会使神经系统一直处于紧张状态，消耗肾上腺。试问谁真的能够保持战斗状态十年如一日？弦会绷断的！

◇ 干扰睡眠的激素：咖啡因会影响褪黑激素的分泌，导致入睡困难、睡眠浅，干扰人体昼夜节律。而长期睡眠不足又会影响多种激素的平衡，包括生长激素、甲状腺激素、性激素等。

2. 不良的饮食习惯

◇ 胰岛素抵抗：高糖、高精制碳水食物摄入过多，会导致血糖水平迅速升高，刺激胰腺分泌大量胰岛素以控制血糖。长期这样会造成胰岛素抵抗，即细胞对胰岛素的敏感性降低，从而引起2型糖尿病、代谢综合征、肥胖等问题。高脂肪和高热量的食物会增加体脂率，导致脂肪细胞增多；脂肪细胞释放多种因子，也会干扰胰岛素信号传递，加重胰岛素抵抗。

◇ 雌激素过高：高糖饮食会增加体脂率，体脂中的芳香化酶会将睾酮转化为雌激素，导致雌激素过多，睾酮水平下降，从而影响男性的性功能、肌肉质量，女性则可能导致月经紊乱、子宫内膜增厚等。高饱和脂肪和反式脂肪酸也会干扰性激素平衡，可能导致雌激素增高、睾酮水平降低，进一步影响生殖健康和情绪。

◇ 甲状腺激素活性减退：不良饮食缺乏碘、硒等关键矿物质，会影响甲状腺激素（T3、T4）的生成和活性，可能引起甲状腺功能减退。高糖、高脂饮食也会降低甲状腺激素的代谢水平，使基础代谢率下降，造成体重增加、能量代谢紊乱。

3. 超负荷的压力

◇ 皮质醇升高与焦虑情绪的恶性循环：压力会导致皮质醇升高，高皮质醇水平反过来会干扰情绪，导致焦虑、抑郁，进一步加剧压力。高皮质醇还会引起血糖升高、免疫功能下降、体重增加（尤其是腹部肥胖），并干扰其他激素分泌。

◇ 性激素紊乱：压力导致的高皮质醇会抑制促性腺激素释放激素（GnRH）的分泌，降低雌激素和睾酮水平。男性可能会性欲降低、精子质量下降，女性则可能月经不调或生育能力下降。高皮质醇还可能影响雌激素代谢，使雌激素相对水平增加，带来乳腺增生、月经失调等问题。

4. 不足 / 不规律的睡眠

◇ 皮质醇失调：睡眠不足会扰乱皮质醇的昼夜节律。正常情况下，皮质醇在清晨最高，晚上最低；而睡眠不足会导致皮质醇在晚上升高，干扰睡眠，形成恶性循环，增加慢性疲劳、情绪失调的风险。

◇ 胰岛素敏感性降低：睡眠不足会降低身体对胰岛素的敏感性，使血糖不易被代谢。研究表明，连续几天的睡眠不足就可以显著降低胰岛素敏感性，增加糖尿病和肥胖的风险。

◇ 影响生殖激素分泌：男性在深度睡眠中分泌睾酮，睡眠不足会减少睾酮的分泌，影响性欲、肌肉质量和生殖健康。女性睡眠不足则可能影响黄体生成素（LH）和雌激素的平衡，引起月经紊乱和生育问题。睡眠不足还会影响女性的卵巢功能，导致生育力下降。

◇ 降低甲状腺激素水平：睡眠不足会影响下丘脑—垂体—甲状腺轴（HPT轴），使促甲状腺激素（TSH）的分泌紊乱，降低甲状腺激素水平，导致代谢率下降、精力不足、体重增加。

综上所述，长期不良的生活方式会导致激素紊乱，进而引起各种慢性疾病和健康问题。因此，均衡饮食、管理压力、保证充足的睡眠对维持激素平衡和整体健康非常重要。

激素平衡：心情、运动、补充剂齐上阵

聪明的你可能会说："既然不良饮食、压力和睡眠不足会打破激素的平衡，那么只要反其道而行之，饮食健康、睡眠充足不就能保持激素平衡了吗？"没错，这确实是基础，但其实保持激素平衡并不只是这么简单。身体的内分泌系统非常复杂，受到生活方方面面的影响，包括情绪、运动、呼吸节律等。因此，除了健康饮食和规律睡眠，我想向你介绍两种其他的平衡疗法，帮你从更多方面调节身体的激素平衡。

1. 心情调节：给激素的"情绪按摩"

身体和心灵息息相关，激素的分泌与情绪有着密切联系。压力、焦虑、愤怒、抑郁等情绪都会引起身体内激素的变化。比如，长期压力会提高皮质醇水平，而焦虑、抑郁则会干扰性激素和甲状腺激素的分泌。因此，学会管理情绪、平衡心情，是保持激素稳定的重要方法之一。

◇ 冥想与正念：冥想和正念练习是一种行之有效的减压手段，可以让你将注意力集中在当下，减少焦虑和压力感。正念冥

想能降低皮质醇水平，稳定胰岛素水平，进而保持体内的激素平衡。

◇ 自我关怀与放松技巧：养成定期自我关怀的习惯，包括深呼吸练习、泡热水澡、适当按摩、听音乐、看书或接触大自然等。这些放松方式能够降低交感神经的紧张，增强副交感神经的作用，让身体进入休息和修复的状态，激素分泌也能趋于平衡。

◇ 积极的社交支持：和朋友、家人分享感受，获得情感上的支持与鼓励，可以有效缓解压力，改善心情。积极的社交关系能够刺激催产素（一种被称为“幸福激素”的激素）分泌，让你感觉更安全、舒适，降低皮质醇水平，促进整体激素平衡。

2. 运动与节律疗法：激活身体的内在平衡机制

运动对激素的影响非常复杂，它不仅能直接调节激素的分泌，还能通过调整身体节律来维持内分泌系统的平衡。

◇ 规律运动，增强代谢：不同类型的运动对激素有不同的调节作用。比如，力量训练能提高睾酮和生长激素的水平，有助于增加肌肉质量、增强体力；而有氧运动（如慢跑、游泳）能降低皮质醇，调节胰岛素，改善心情。规律的运动还能刺激内啡肽（一种让人愉悦的激素）的分泌，提高对压力的耐受能力，平衡性激素与甲状腺激素的水平。

◇ 户外活动与光照调节：白天暴露在自然光下，特别是早晨的阳光，有助于调节昼夜节律，让身体知道什么时候该醒、什么时候该睡，从而帮助褪黑激素（睡眠激素）的分泌，改善睡眠质量，降低夜间皮质醇水平。光照还能够促进维生素D的合成，而维生素D是调节甲状腺激素、性激素的重要营养素。

◇ 节奏与呼吸调节：呼吸的节律与身体的激素平衡有关。规律的深呼吸、瑜伽呼吸法等有助于激活副交感神经系统，降低皮质醇水平，缓解压力。另外，练习规律的呼吸也可以帮助调节心率变异性，让身体更容易进入平静、修复的状态。

3. 补充天然平衡剂：草本与营养调节

除了饮食、睡眠和运动之外，某些天然草本和营养补充剂也被证明对激素平衡有正面作用，可以作为日常调节的辅助手段。

◇ 草本植物：中草药中有一些经典的“适应原”，如红景天、南非醉茄、人参、玛卡、黄芪、灵芝等。这些草本有助于支持肾上腺功能，缓解压力，平衡性激素和甲状腺激素。此外，圣罗勒等草药可以帮助调节皮质醇水平，减轻焦虑和疲劳。

◇ 关键营养素：某些维生素和矿物质在激素平衡中起关键作用。维生素B族（尤其是B_6、B_{12}）、维生素D、镁、锌、硒、磷脂酰丝氨酸（Phosphatidylserine，简称PS）、鱼油（EPA/DHA）等，都对甲状腺、性激素和皮质醇的平衡有重要调节作用。因此，摄取足量的关键营养素，或适当补充这些微量营养素，对于支持激素平衡非常重要。

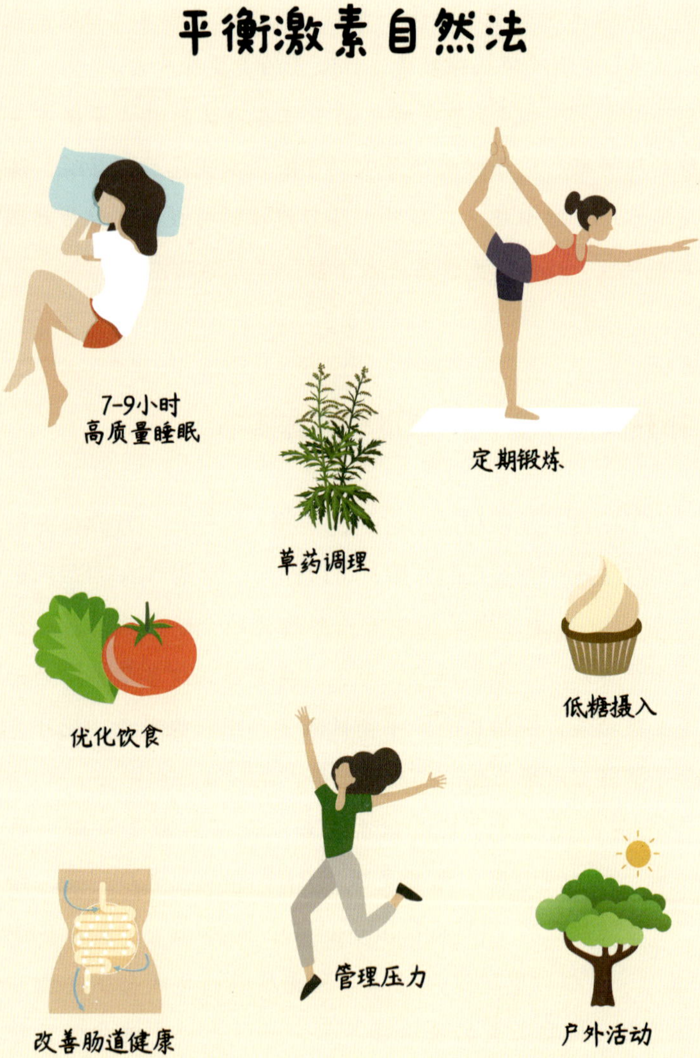

图37-平衡激素自然法

保持激素的平衡并非一蹴而就，需要从多个方面着手，调整饮食、作息、情绪和运动等各个维度。了解内分泌系统和激素调节，就等于掌握了身体的“控制中心”，用一种全方位的、平衡的生活方式去照顾自己的内分泌系统，你会发现自己更健康、更年轻、活力满满。

11 免疫防线

你在岁月静好，它在负重前行

看到现在，你或许对这本“逆龄秘籍”有所改观，毕竟开始你以为是一本单纯的“美容大法”，只会学到“变美手段”。实则不然，你的年纪越来越大时，皮相的美已经不是单一的追求了。我想呼吁每位女性关注免疫系统的健康，它的平衡、强大带来的是“生命力之美”，是高级的美。当我们以为岁月静好的时候，身体里的免疫细胞在为我们负重前行。有的人非但没有意识到，还对它们“拳脚相加”。我写这章的目的，也是唤起你对它们的尊重，用科学的方式配合好免疫大军。

免疫力是越强越好吗？

说到免疫力，很多人下意识地认为，免疫力越高越好，是这样吗？

先举一个我朋友的例子。她知道自己的免疫力较弱，曾为提高免疫力作了很多努力，比如吃燕窝、海参等补品，还经常服用进口的保健药品。我问她："吃了这么多补品，你觉得免疫力变好了吗？"她开始支支吾吾，似乎并没有明显的改善。

后来我们聊了半天，讨论了她的饮食、症状等，得知她的脾胃运化功能较差。即使吃了大量补品，效果也不显著。这就是我们常说的"虚不受补"。因此，如果她真的想要提升免疫力，首先得改善脾胃功能。

免疫力有三大功能：防御、监视和自稳定。特别是自稳定，也就是保持免疫系统的平衡状态，这一点极其重要。

免疫力是越强越好吗？非也。许多自身免疫性疾病，如红斑狼疮、干燥综合征等，都是由于免疫系统过强所致。免疫系统需要的是平衡，而不是越强越好。就像中医开方讲究的"阴阳平衡"，阳中求阴，阴中求阳。

2022年新冠疫情时期，当奥密克戎毒株来袭，很多人经历过浑身发烧。实际上，这时人体的免疫系统正在全力抗击病毒。有些人在感染了新冠病毒原始毒株和德尔塔毒株后，死于"细胞因子风暴"，即过度的免疫炎性反应。当免疫力过度亢进，就把自己给"误伤"了。这就好比家中进了小偷，你却拿起机关枪一阵扫射，小偷固然被打死，可家里也一片狼藉了。

免疫力就像一把双刃剑，既能杀死病毒、细菌这些坏蛋，也能不小心伤到自己人。我们必须在两者之间找到一个平衡点，万事万物皆讲究平衡，任何的极端都会出问题。

当我怀第一个孩子时，我母亲想着给胎儿打好身体底子。在我孕期，她每天都给我煲羊胎汤，还告诉我："这个汤很补的，多喝对胎儿好，对它以后的免疫力也好。”

在她的张罗下，我每天喝羊胎汤，还把豆浆当作水喝。然而老大出生后，我发现那些看似“大补”的食物没起到什么作用。老大的免疫力很差，属于过敏体质，容易生病，上学时还常受偏头痛的困扰。

等到怀老二、老三时，我将食补改成少量燕窝，在饮食方面注重营养的全面均衡，但不再过度进补。后来我发现，老二和老三的身体状况明显比老大要好。

这两件事情说明，食补需要根据个体的体质而异。盲目且过度地进补，并不能让免疫力得到有效提升。随着年龄的增长，人体往往会产生更多的应激反应。有的人也许年轻时不是过敏体质，但说不定哪天就对某些东西过敏了。

所以，我们所追求的良好免疫力，其实是一种免疫平衡的状态。

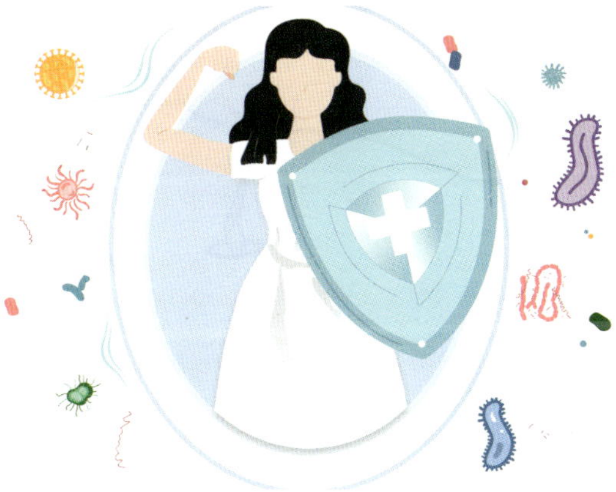

图38　免疫系统

24h 不休的疾病防火墙，如何起作用？

我们常把“免疫力”挂在嘴边，但你真的认识它吗？当你感冒了，或许责怪自己的免疫系统功能太差，但你知道它们时时刻刻为你做了多少事情吗？你知道这些无名英雄的名字吗？我想用一则故事，把免疫系统的成员和工作机制跟你讲清楚。

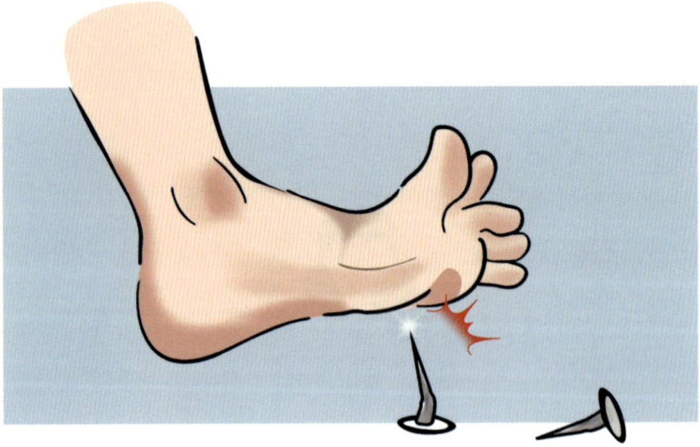

图39　踩钉子

想象有一天，你不小心踩到一颗生锈的钉子。脚底"唰"地一下被扎了一个洞，钉子带着泥土和细菌，直接进入你的身体。看似只是个简单的"破皮"，但你体内的免疫系统却瞬间拉响了警报！它知道，敌人入侵了，必须立刻行动。

1. 先天免疫系统的警报

被钉子扎到的那一刻，皮肤破损，细菌趁机溜进了身体。你的免疫系统立刻启动了先天免疫——这是身体的"第一道防线"。这个系统是天生就有的，就像哨兵一样，负责在第一时间发现敌人。

组织细胞受损后，释放了一些信号分子。它们相当于在受伤部位点燃了信号火把，告诉全身的免疫系统：这里有敌人！

2. 第一批战士：吞噬细胞

最早赶到现场的是吞噬细胞，它们就像第一时间到达战场的冲锋队，包括巨噬细胞和中性粒细胞（这些是不是你化验单上，看得到但看不懂的信息？）。

◇ 中性粒细胞：这支队伍反应特别快，平时在血液里巡逻，一旦有敌情就迅速赶往"事发地点"。中性粒细胞好比急救队员，在伤口部位大量聚集，看到细菌就一口吞掉，然后用它们内部的“消化液”把细菌消灭。

◇ 巨噬细胞：名字里带“巨”字，这个细胞可不小，它是吞噬细胞中的“大块头”。它的本领就是吞噬、消化，就像个“大胃王”，不仅能吞掉细菌、异物，还能“清理战场”，把死去的细胞、受损的组织都清理掉。

这两种细胞的特点是冲锋陷阵不怕死，一旦战斗激烈，它们也会受伤或死亡。不过没关系，它们的数量多，赶到战场后能源源不断地投入战斗。

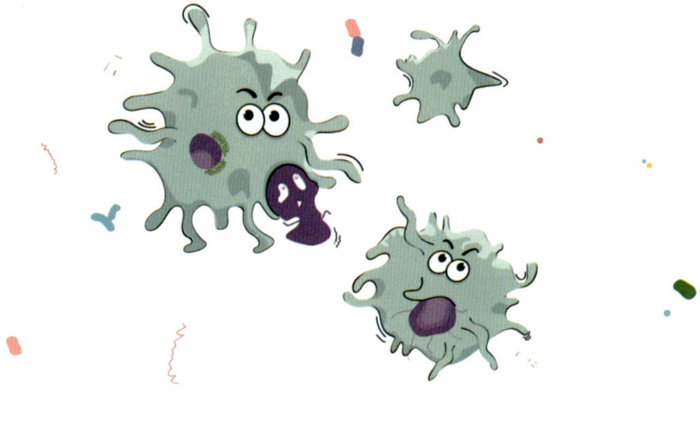

图40　巨噬细胞

3. 第二批增援：炎症反应与补体系统

与此同时，受伤部位的毛细血管迅速扩张，导致红肿发热，这些是炎症的表现。炎症反应其实是免疫系统的一部分，它的目的是让更多的免疫细胞和免疫分子尽快赶到“战场”。所以你嗤之以鼻、闻之色变的炎症，本质上是人体防御的机制。

这时，血液中的“补体蛋白”被激活，形成“补体级联反应”。它们就像“炮弹”，专门锁定细菌，直接破坏它们的细胞膜，帮助吞噬细胞更快地消灭敌人。

4. 转折点：树突状细胞和适应性免疫系统的激活

吞噬细胞们打了一波“速战速决”，但有时候细菌数量太多，或者有些狡猾的病原体，免疫系统的第一道防线被突破了。怎么办呢？轮到适应性免疫系统登场了，它们是免疫系统的特种部队，打起仗来更精准、更有针对性。

这时，战场上出现了一种非常重要的细胞——树突状细胞。树突状细胞就像一个“侦察兵”，它把敌人（细菌、病原体）的情报收集起来，运到“免疫部队总部”——淋巴结，去通知“特种部队”。

5. 特种部队：T 细胞和 B 细胞登场

在淋巴结里，有两支非常重要的免疫细胞部队：T细胞和B细胞。它们就像精英战士，各司其职。

◇ T细胞：指挥官和特级杀手。一方面，负责“指挥”其他免疫细胞，给战场上的吞噬细胞、B细胞发号施令，告诉它们如何更好地作战。另一方面，作为真正的“杀手”，专门负责寻找并杀死被感染的细胞或者是隐藏在细胞内部的病毒。

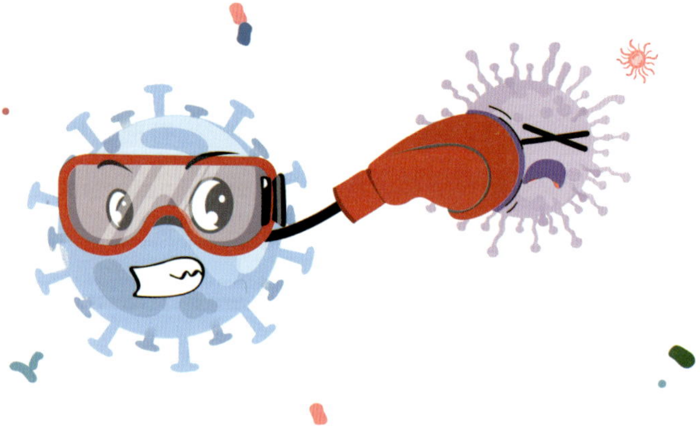

图41　杀伤性T细胞

◇ B细胞：这支部队的独特之处在于它们能产生抗体。抗体就像是“特制导弹”，专门对付那些特定的病原体。

6. 战斗升级：抗体攻势和全方位围剿

抗体与病原体结合后，这些被标记的“敌人”就特别容易被吞噬细胞识别和消灭。而抗体不仅能中和毒素、包裹细菌，还能让补体系统更有效地攻击病原体。

与此同时，细胞毒性T细胞到达战场，开始“精准打击”。它们会寻找被细菌毒素感染的细胞或者其他异物，用“杀手酶”直接让这些细胞凋亡，彻底消灭病毒或病原体的藏身之所。

7. 胜利收尾：清理和修复

当战斗接近尾声，免疫系统的“清道夫”——巨噬细胞又开始了工作，把死去的病原体、免疫细胞和受损的组织统统吞噬掉，确保战场干净无污染。接下来，受损的组织和细胞会开始自我修复，一切慢慢恢复正常。

炎症反应的症状也会逐渐消退，红肿疼痛会减轻，伤口开始愈合。整个免疫系统就像一支“善后部队”，在清理完“战场”之后，确保身体恢复到健康状态。

8. 免疫记忆：适应性免疫系统的“档案馆”

当整个战斗结束，T细胞和B细胞中会留下“记忆细胞”，这些记忆细胞就像是对敌人情报了如指掌的“情报官”。如果同样的细菌或病原体再次入侵，这些记忆细胞会迅速识别它们，并立刻发动免疫反应，比上一次更快、更有效地消灭敌人。

看到了吧，当你仅仅是被钉子扎了那么一下，整个免疫系统已经发动了一个全面的战争，有几十亿细胞参与了战争。从第一时间的“哨兵”到随后的“特种部队”，各个免疫细胞都在发

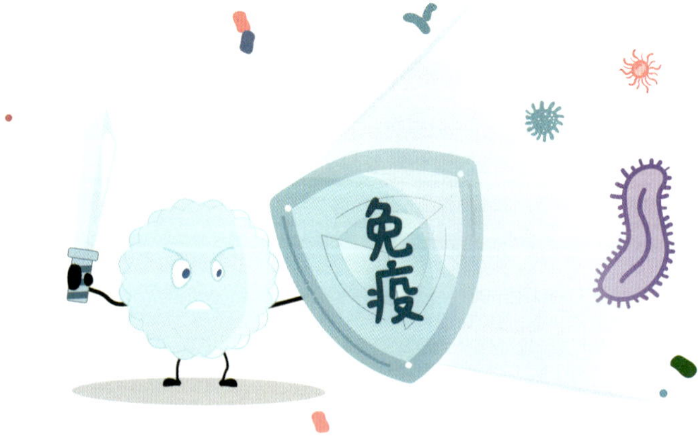

图42　免疫细胞

挥自己的独特作用：有地方长官、战士、情报官、精英部队。最终，所有的细胞都为了同一个目标：消灭你体内的病原体，保卫你的健康。几十亿细胞的战斗换来你的健康平衡，还说不是在为你负重前行吗？

免疫系统的“软肋”有哪些？

大家都知道，免疫系统是抵御外来病原体的“健康防线”，它让我们远离细菌、病毒的困扰。可是，免疫系统不止干这点事儿。除了抵抗外敌，它还负责清除受损细胞、调控炎症反应、组织修复、维持人体的内外平衡，是个全能型的“保安队长”。但你知道吗？免疫系统与身体的关系一旦失衡，就会出大问题，像细菌感染、病毒侵袭、自体免疫性疾病，甚至HIV、癌症都会找上门来。下面我想谈谈免疫系统和诸多疾病之间的关系。

1. 细菌：既是敌人又是朋友？

说到细菌，很多人第一反应是“坏东西”。其实，细菌是个“双面角色”。地球上几乎到处都有它们的存在，从土壤、水、空气到人体的皮肤、肠道。其实，大部分细菌对我们都是有益的。例如，肠道里的益生菌，会帮助消化食物、吸收营养，还能调节免疫系统，可是我们的“好兄弟”！但也有一些细菌确实会惹麻烦，是不折不扣的“入侵者”。

（1）细菌感染反应

拿脚被扎钉子的例子来说，你被扎了一下后，伤口带入的细菌会开始作乱。细菌通过伤口、呼吸道、消化道等途径进入体内，免疫系统马上就会拉响警报，组织兵力冲到“事发现场”，一场大战就开始了！

细菌感染会引发身体的急性炎症反应，受伤部位会红肿、发热、疼痛。这是因为免疫系统调动了吞噬细胞（中性粒细胞、巨噬细胞），释放炎症因子，想尽一切办法把细菌消灭掉。

细菌感染往往引起局部症状，比如皮肤感染、肺炎、尿路感染。有些细菌还挺“狠”，会释放毒素，导致全身症状。例如，金黄色葡萄球菌会引起化脓性感染，链球菌会导致咽喉炎，严重时甚至可能引发风湿热。我们熟悉的大肠杆菌虽然是肠道里的常客，但某些特定菌株会让你上吐下泻，导致严重的食物中毒。

（2）免疫系统对抗反应

细菌一进来，免疫系统就会祭出“三板斧”，招式多样。

◇ 吞噬作用：中性粒细胞、巨噬细胞这些吞噬细胞是“先头部队”，它们会赶到受伤部位，直接把细菌“吃掉”，然后用体内的酶消化杀死它们。

◇ 补体系统：补体蛋白就像流动的巡逻警察，在血液中时刻巡查。一旦识别到细菌，马上激活形成“补体级联反应”，直接破坏细菌的细胞壁，还会标记细菌，让吞噬细胞更容易找到它们。

◇ 抗体中和：如果细菌逃过了吞噬和补体的围剿，没关系，还有B细胞会产生抗体。抗体是特异性的，会通过识别细菌表面的抗原而锁定目标，干扰细菌的功能，同时增强吞噬细胞的作战能力。

2. 病毒：渗透者与破坏者

与细菌相比，病毒可以说是更狡猾的一类“敌人”。它们个头更小，没有细胞结构，不能自己独立存活，必须侵占宿主细胞，劫持细胞的合成机制，把细胞变成“病毒工厂”，源源不断地复制自己。所以，病毒引起的感染往往更难缠，因为它们直接在细胞层面搞破坏。

（1）病毒感染的多样性

不同的病毒擅长攻击不同的器官和系统，引起的疾病也是五花八门。

◇ 呼吸道病毒：大家最熟悉的就是流感病毒、冠状病毒（包括引发新冠疫情的SARS-CoV-2）。它们能引起从感冒、流感到严重的肺炎。这就是为什么新冠病毒一感染，免疫系统就得使劲“憋”在呼吸道战斗，试图遏制病毒扩散。

◇ 肝脏病毒：乙肝病毒、丙肝病毒喜欢“盯上”肝细胞，引发急慢性肝炎，甚至肝硬化和肝癌。你知道吗？肝脏是个沉默的器官，感染早期症状不明显，所以病毒能偷偷“潜伏”好久，直到严重损伤才被发现。

◇ 神经系统病毒：有的病毒会入侵神经系统，像狂犬病毒、脊髓灰质炎病毒，它们直接影响中枢神经系统，症状往往凶险。

（2）免疫系统如何对抗病毒

免疫系统对付病毒那叫一个费劲！病毒一旦侵入，免疫系统会采取多种策略来应对：

◇ 干扰素：当细胞被病毒感染时，会分泌一种叫作干扰素的蛋白质。这玩意就像个“预警器”，告诉周围细胞：“小心，有病毒来了！”它们帮助周围的细胞武装起来，防止病毒扩散。

◇ 细胞毒性T细胞：这是免疫系统的“杀手锏”。细胞毒性T细胞会识别并杀死被病毒感染的细胞，阻止病毒在人体内进一步传播。

◇ 中和抗体：当B细胞产生抗体后，这些抗体会和血液中的游离病毒结合，把它们“中和”掉，防止病毒继续入侵健康细胞。

此外，对免疫系统来说，病毒最麻烦的地方在于变异太快，总是想办法“躲猫猫”，逃脱免疫系统的追踪。

3. 自体免疫性疾病：错把自己当敌人

我们老是说“敌人”，那免疫系统会不会搞错，把自己人当成敌人呢？会的！自体免疫性疾病就是这么来的——当免疫系统出故障，分不清自己和外来者，反而把正常的组织和细胞当成了“坏人”来攻击，就容易引发慢性炎症、组织损伤，搞得整个身体鸡犬不宁。

（1）常见的自身免疫性疾病

◇ 类风湿关节炎：免疫系统攻击关节组织，导致关节红肿、疼痛、变形，严重影响关节功能。

◇ 系统性红斑狼疮（SLE）：这种病涉及的范围广，免疫系统攻击皮肤、关节、肾脏、神经系统等多处，患者会出现皮肤“蝴蝶斑”、关节疼痛、肾脏损伤等多样症状。

◇ 甲状腺炎：免疫系统攻击甲状腺细胞，导致甲状腺功能减退，如桥本氏甲状腺炎。患者会感到疲倦、怕冷、体重增加。

（2）自身免疫疾病的机制

免疫系统为什么“误伤”自己人？原因很复杂，可能与基因、感染、环境因素（如吸烟、激素水平）有关。总之，免疫系统的T细胞开始产生“针对自己”的抗体，B细胞也产生免疫反应，最终引发组织炎症和损伤。治疗上通常使用抗炎药物、靶向生物制剂等，抑制这些异常的免疫反应。

4. HIV 与艾滋病：免疫系统的沉默“杀手”

说起HIV，很多人都很熟悉。HIV（人类免疫缺陷病毒）是一种专门攻击免疫系统的病毒，它的“目标”就是免疫系统的“指挥官”——CD4+T细胞。随着HIV慢慢把CD4+T细胞的数量消耗掉，整个免疫系统的作战能力越来越弱，最终可能发展成艾滋病（AIDS）。

（1）HIV感染与免疫缺陷

HIV感染分为三个阶段：

◇ 急性期：患者刚感染时，可能出现类似流感的症状，如发热、乏力、皮疹，但有些人可能没有任何症状。

◇ 无症状潜伏期：此阶段可能持续数年到十几年，患者外表看起来健康，但体内的HIV病毒却在持续复制，CD4+T细胞数量持续减少。

◇ 艾滋病期：当CD4+T细胞降到一个危险的水平，免疫系统崩溃，患者容易受到各种机会性感染和恶性肿瘤的侵袭，就进入了艾滋病期。

（2）艾滋病：免疫系统的崩溃

艾滋病是HIV感染的最终阶段，患者几乎丧失免疫功能，抵御感染和癌症的能力显著降低。最常见的致死原因就是机会性感染，像肺炎、结核病、真菌感染，或者一些恶性肿瘤，如卡波西肉瘤。

虽然HIV现在还没有完全治愈的方法，但抗反转录病毒治疗（ART）可以有效地抑制病毒，维持免疫功能，让患者长期稳定地生活下去。

5. 癌症：逃脱免疫监视的异常细胞

癌症，说白了，就是细胞异常增殖导致的疾病。免疫系统有个重要的功能叫免疫监视，就是时刻注意体内细胞的“健康状况”，一旦发现有变异细胞，就把它们“清除”掉，防止变成肿瘤。不过，有些癌细胞特别狡猾，能逃避免疫监视，结果变成了难以对付的癌症。

（1）免疫系统与癌症的斗争

◇ 免疫监视：细胞毒性T细胞和自然杀伤细胞（NK细胞）是专门负责识别并清除变异细胞的，它们发现“癌细胞苗头”就会立刻出手。

◇ 免疫逃逸：很多癌细胞学会了“逃避战术”，比如降低免疫抗原的表达，释放抑制免疫的分子，甚至诱导周围环境来抑制免疫系统，让免疫细胞无法发挥作用。

（2）肿瘤免疫治疗

近年来，肿瘤免疫治疗已经成为抗癌领域的热点，想办法激活免疫系统来攻击癌细胞：

◇ 免疫检查点抑制剂：通过阻断免疫抑制信号，解除癌细胞对免疫系统的“刹车”，比如PD-1/PD-L1抑制剂，让免疫细胞重新“加速”起来。

◇ CAR-T细胞疗法：一种个性化定制疗法，利用基因工程技术改造患者自己的T细胞，使其能精准识别并杀伤癌细胞。

免疫系统就像人体的“保安部队”，默默工作着，守护着你的健康。然而，当它失灵或受损，细菌、病毒、自体免疫性疾病、HIV和癌症就可能随之而来。所以，维护免疫系统的平衡，保持它的健康状态，是我们远离疾病的关键。

6. 新冠病毒：免疫系统的新考验

我们都经历过新冠病毒的那段日子，这场席卷全球的“风暴”让我们更关注自身的健康，也让免疫系统第一次这么“上头条”。有的人可能还在纳闷，免疫系统不是挺强的吗，怎么新冠一来，就弄得手足无措？这是因为新冠病毒是一种新型敌人，让免疫系统的反应变得非常棘手，带来一场前所未有的“硬仗”。

新冠病毒与之前的SARS、MERS都是“冠状病毒家族”的成员。它最大的“本事”就是“长袖善舞”，靠它的刺突蛋白，钻进人体呼吸道细胞的“门户”——ACE2受体。一旦它们结合，病毒就“破门而入”，进入细胞。进去干什么？当然是复制、繁殖自己！它劫持细胞，让细胞疯狂制造病毒，成千上万地复制。

新冠病毒厉害的地方是什么？是传播快、藏得深。感染初期没有症状，潜伏期长，你甚至可能已经把它传染给别人了。免疫系统要想及时抓住它，确实不容易。

说到这里，你是不是想知道免疫系统到底是怎么应对新冠病毒的？听我来给你理一理。

（1）先天免疫：第一道防线

病毒刚进入人体时，先天免疫系统得先顶上。上呼吸道的黏膜如同大门口的“拦路虎”，试图把病毒挡在外面。可是，新冠病毒不只想在大门口站着，它的目标是肺部，要“打到心脏腹地”。

所以，免疫系统中的巨噬细胞和中性粒细胞马上赶到，像特警一样试图吞噬病毒。与此同时，身体会释放干扰素，提醒其他细胞：“赶紧提高警惕！有敌人来了！”

（2）适应性免疫：精锐部队出动

病毒数量太多、传播太快时，仅靠先天免疫是不够的。这个时候，适应性免疫系统得派出精锐部队，那就是T细胞和B细胞。

◇ T细胞：免疫系统的“冲锋队”。细胞毒性T细胞负责找出被病毒感染的细胞，然后一刀切，直接让它们“自爆”，防止病毒扩散；同时，辅助性T细胞给其他免疫细胞下命令，启动更大规模的战斗。

◇ B细胞：B细胞也不甘示弱，分化成浆细胞，开始大量生产抗体。这些抗体就像特制的“导弹”，锁定新冠病毒，一发现它们就一拥而上，把病毒中和掉。

不过，新冠病毒可不傻，它会用各种“掩护术”来迷惑免疫系统，时刻变换着招数，让免疫系统反应慢半拍。可见，这场战斗并不好打。

（3）细胞因子风暴：失控的免疫“混战”

有个关键的一点，有时免疫系统为了拼命对抗新冠病毒，反而火力全开，不小心失控了，造成了细胞因子风暴。什么意思呢？就是免疫系统“太拼了”，大量释放细胞因子，引起过度的炎症反应。你能想象吗？免疫系统不仅在跟病毒打，还把自己的健康细胞“误伤”了，特别是肺部。严重时甚至会引发急性呼吸窘迫综合征（ARDS），或者多器官衰竭。

所以，有时候不是病毒直接把你击垮，而是你自己的免疫系统用力过猛，反而对自己造成了伤害。

（4）新冠病毒的免疫挑战：打一场持久战

为什么新冠病毒让人头疼？因为它“技能点”满满，特别难缠。

◇ 逃避免疫攻击：新冠病毒的刺突蛋白不仅是入侵的利器，还能抑制免疫系统的干扰素，让你身体的防御能力变得“低效”。而且它还会变异，时刻换着“新面孔”，让免疫系统难以识别。

◇ 免疫记忆与再感染：免疫系统在经历一次战斗后会产生“免疫记忆”，也就是“打过一遍，记住你了，下次再来我可有经验了”。不过，新冠病毒一旦变异，比如阿尔法、德尔塔、奥密克戎这些变异株，可能让免疫记忆减弱甚至失效，这就可能让你再次感染。

（5）疫苗是免疫系统的“战友”

好在，我们现在有了疫苗这个“好战友”。疫苗其实就是“提前演习”，让免疫系统在不受伤的情况下“模拟”一次战斗。接种后，免疫系统会产生针对新冠病毒的抗体和记忆细胞，等真正遇到病毒时，免疫系统反应会更迅速、更有效，减少严重感染的风险。

现在的疫苗包括mRNA疫苗、灭活疫苗、腺病毒载体疫苗等。虽然病毒不断变异，但接种疫苗和“加强针”都能帮我们增强免疫系统对新冠病毒的防御能力。就像给你的免疫系统加满油、充满电，随时准备战斗。

（6）新冠后遗症：免疫系统的“持久战”

新冠病毒感染后，有些人可能会出现“长新冠”（Long COVID），就是感染过后症状拖拖拉拉、没完没了。疲劳、呼吸急促、认知模糊、关节疼痛这些症状可能持续好几周，甚至几个月。这可能是因为免疫系统还在跟病毒较劲，或者是免疫系统的平衡被打破了。

新冠病毒确实是对免疫系统的新考验，一方面它善于“闪转腾挪”，很会逃避免疫系统的追踪；另一方面它能引发严重的炎症反应，让免疫系统“超速运转”。不过，我们的免疫系统也是聪明的，它会不断学习、适应，不断变强。你要做的就是帮它一把，保持健康生活，合理接种疫苗，免疫系统自然会用它的全力来守护你。

提升免疫力，长期坚持是关键

讲了一些枯燥的免疫系统知识，又讲了不少令人恐惧的疾病。我想你迫不及待地想知道，如何才能拥有一个“钢铁般”的免疫系统？其实老生常谈，就是健康的生活习惯，无他。

1. 养生养的是什么？

免疫力的建立不是临时抱佛脚，而是在平时的生活中逐步建立和巩固。它讲究的不是波涛汹涌的进补，而是细水长流的调节。如果你在流感病毒来袭时，才匆忙大量进补营养，身体细胞肯定难以适应，甚至一点都吸收不了，这对于提升免疫力几乎毫无作用。

免疫力是一个整体健康的概念，而不是某个器官功能特别出色。它是你的身体综合素质的体现，也需要综合性的保养来维护，包括日常的食疗、运动、良好的作息和稳定乐观的情绪等。提升整体抵抗力后，你才能抵御更多的病毒，不容易病倒或反复生病。

2. 什么能影响我们的免疫力？

第七章提到了肠道系统对于免疫力的重要性。需注意的是，肠道没有痛觉神经，当你感受到胃部、肠部疼痛，甚至便血的时候，往往意味着问题已经相当严重。

如今市场上有很多加了过多添加剂的食品和饮料，而且现代人在压力下容易偏好煎、炸、炒、烤或重口味的食物，这些都会影响营养的吸收和消化系统的健康。而好的菌群是需要维持的，也就是需要时间来“养”。除了均衡饮食，我基于自身和身边人的经验，也建议摄入一些活性高、品质优的肠道益生菌。坚持这些合理的饮食习惯，才是给你的健康加上了安全阀。

3. 免疫力与年轻态

免疫力不仅与你的健康有关，而且还关系到你的年轻状态。经常患病的人必然衰老得更快。为什么呢？当一个人频繁生病时，有害病菌持续入侵并破坏身体的细胞和有益菌群，他的衰老速度必然快于常人。不妨观察那些常年患病的“药罐子”，他们往往身体虚弱、萎靡不振，看着也不会很年轻。

免疫力良好的人，不仅衰老速度慢，生病时症状也相对较轻，不会轻易卧床不起。别人的重病在他们身上可能只是轻症，而且康复得也更快。别人可能需要一周才康复，而他们四五天就好了。

提升免疫力与抗衰老，都是宜早不宜迟。过去人们到老了才关注抗衰，现代人有条件了，从年轻时就着手干预。人体各个脏器功能都需要提前预防病变，免疫力管理更应从少年抓起。有些医生提倡3岁以上的儿童就开始服用益生菌，因为这时肠道菌群已初步建立，可以补充有益菌来维持平衡。

免疫力管理应该贯穿我们的一生。除了食补，还包括你的运动量、生活作息、情绪管理、生活态度等。每一种食物和运动方式是否适合你的身体，需要你根据自身状况不断调节。不要等到五六十岁才开始探寻自己的养生方式，越早开始并且持之以恒地进行，长远的效果越好。

4. 提升免疫力的方法

下面，我从饮食、运动等多个方面为你总结提升免疫力的方法。

（1）健康饮食

常言道“病从口入”，但其实健康也从口入。饮食均衡是免疫系统的“营养供给线”。

◇ 蛋白质：免疫细胞的基本“建筑材料”，每天保证适量摄入优质蛋白，如瘦肉、鱼类、豆类、蛋类。

◇ 维生素和矿物质：如维生素C、维生素D、锌、铁等，都是免疫系统不可缺少的营养素。新鲜的蔬菜、水果、坚果、全谷类食物可以帮你补充这些必需的营养。

◇ 抗氧化食物：多吃蓝莓、红枣、胡萝卜、菠菜等富含抗氧化剂的食物，能抵抗自由基损伤，帮助免疫细胞保持活力。

（2）适当运动

运动是天然的免疫增强剂。适量的中等强度运动，如快走、慢跑、游泳、瑜伽，可以提高免疫细胞活性，促进血液和淋巴循环，减少炎症。不过要注意，过度运动反而可能抑制免疫功能，所以请量力而行。

（3）良好睡眠

好好睡觉也是长寿的秘诀之一。充足的睡眠能够让免疫系统得到充分的修复和更新，有助于调节激素平衡，增强免疫反应。成年人每天需要7～8小时的高质量睡眠，确保你的免疫系统能够“整装待发”。

（4）压力管理

长期的压力会引起皮质醇升高，导致免疫抑制。如何管理压力呢？我推荐一些小技巧：冥想、深呼吸、正念练习、瑜伽，或者出门散步、听听音乐、与朋友聊聊天，这些都有助于释放压力，维持免疫平衡。

（5）接种疫苗

对于某些传染病或可预防的高危疾病，疫苗绝对是你的“保护盾”。疫苗能让你的免疫系统提前认识某种病原体，一旦真正接触到它们，身体就会快速做出反应。建议及时接种流感疫苗、新冠疫苗、乙肝疫苗等，有效预防相关疾病。

（6）合理补充营养素

有些人可能通过饮食难以摄入足够的营养素，这时营养补充剂是不错的选择。在医生的指导下，适当补充益生菌、维生素D、锌、鱼油等，有助于调节肠道免疫、维持免疫细胞活性。

免疫系统就像你身体的“钢铁卫士”，它一直在默默守护着你，抵御各种“入侵者”，维持体内的平衡。虽然你看不见它的存在，但它的重要性无可替代。希望通过了解免疫系统，你能学会更好地爱护自己的身体，提升免疫力，在岁月静好中保持健康、活力满满。

记住，免疫力是长期积累的结果，不是一朝一夕就能获得的。请从今天开始，就健康饮食、规律作息、适度运动，给你的免疫系统加满“油”，让它始终保持在最佳状态！

12 逆龄科技

医美“魔法”，先懂底线

这是我最期待和你聊的一章，为什么？因为逆龄科技让我们对于人体、对于生命有了全新的认识，对于延缓和改善衰老有了更多的希望。我想侃侃全球最新、最前沿的逆龄科技。

这些年，为了解世界上最前沿的抗衰老研究，我走遍了瑞士、西班牙、法国、美国、日本、韩国、澳大利亚7个国家，探访了全球抗衰老的顶尖学术研究所、医疗机构、原料厂、制造厂，进行了34次专业深造。例如，瑞士的细胞疗法和海洋疗法，美国的干细胞治疗和基因疗法，日本的皮肤再生技术，法国的香薰疗法和草本抗氧化剂应用，中国的合成生物学带来的抗衰老补剂，这些都是世界领先的抗衰老科技。我在这些国家、地区“取经”，带回来一套“逆龄宝典”。

逆龄的前沿科技：从干细胞到基因疗法

1. 干细胞疗法：从细胞层面逆转衰老

干细胞疗法可以说是抗衰老领域的“王炸”技术。干细胞的强大之处在于可以分化成各种组织细胞，具有自我更新、修复损伤的能力。很多国家已经在用干细胞来做皮肤再生、组织修复等抗衰老治疗。

我去美国时，了解到他们在干细胞注射领域走得很快，能把干细胞直接注射到你的面部、肌肉，帮助修复组织，延缓衰老。在瑞士，干细胞疗法与细胞激活疗法结合，已经用于抗衰多年，效果可谓是“抗衰神器”。这些干细胞疗法不仅能抗衰，还能增强免疫力、改善体力，有的甚至被用于心脏、肝脏等器官的修复。

干细胞疗法听起来很神奇，但你要理智选择。这个疗法目前还处于实验阶段，要想尝试，一定要去有资质的正规机构，让专业医生来操作。

2. 基因疗法：从源头阻断衰老

更前沿的基因疗法，在近几年也迅速发展。因为衰老的一个根源是基因突变、DNA损伤，所以科学家们想通过基因编辑，直接修复受损的基因、阻断衰老信号。

你们知道吗？我在美国学习时，了解到CRISPR-Cas9基因编辑技术已经走在最前沿。这种“基因剪刀”可以精准地切除或修改特定的基因序列，修复受损基因，逆转细胞老化。在西班牙，研究团队通过基因疗法成功延长了实验小鼠的寿命，激起全球学者的关注。我在欧洲访学时，还听说长寿基因、抗衰老基因的筛选和研究，已经成为生物医学的热点项目。

当然，基因疗法现在看起来很科幻，但你一定要慎重。因为基因编辑涉及永久改变基因序列，可能带来不可逆的风险，所以一定要三思而后行。

3. 纳米技术：护肤品的“黑科技”

你们是否好奇于某些护肤品上写的“纳米科技”这个词？其实，纳米技术在护肤领域已经运用得相当广泛了。纳米技术能把活性成分制成超微小颗粒，让它们更容易穿透皮肤屏障，深入皮肤底层，发挥更高效的抗衰老作用。

我在日本、韩国探访时发现，他们的护肤品很多都用上了纳米科技，比如“纳米玻尿酸”“纳米胶原蛋白”的成分，能深入肌肤，激活胶原蛋白再生，让皮肤更水润、有弹性。欧洲很多高端品牌用纳米技术将抗氧化成分、维生素渗透到皮肤底层，号称能“从内到外”逆龄。

你需要选择有科学研究支持的正规品牌，别被“黑科技”的噱头给忽悠了哦！

4. 微针疗法：点对点修复皮肤

有段时间，我对微针疗法非常痴迷，它能让皮肤“再生”、促进胶原蛋白生成，是很多医美机构的热门项目。微针在皮肤表面做微小穿刺，一方面刺激皮肤修复再生，另一方面帮助营养成分深入皮肤底层。

在日本、韩国，微针疗法被用于改善痘坑、细纹、毛孔粗大等问题，而且往往搭配生长因子、胶原蛋白，让效果更显著。我在美国还体验过一种叫PRP（富含血小板血浆）微针疗法，就是抽取你的血小板浓缩物，再通过微针注入面部，刺激皮肤再生、紧致。

友情提醒，微针疗法虽然效果明显，但有一定风险，可能出现红肿、过敏、感染等不良反应。所以，你要选择专业机构，做好术前沟通和术后护理。

5. 人工智能与大数据：定制化的逆龄方案

你知道吗？人工智能（AI）和大数据已经进入了护肤和抗衰老领域！AI可以通过皮肤分析、基因检测，为你提供个性化的护肤和抗衰老方案，让你的逆龄之路更加科学、高效。

美国有很多AI公司推出了皮肤智能诊断系统，可以通过手机拍照，分析皱纹、肤色、毛孔等数据，给你量身定制护肤建议。甚至一些基因检测服务，号称通过检测你的基因，预测你的衰老速度、皮肤问题，提供专属护肤营养方案。我在欧洲学习时，还看到AI被应用于抗衰老药物开发，尝试通过大数据筛选出最有效的抗衰老成分。

6. 合成生物技术：带来最新抗衰补剂

谈到逆龄科技，不得不提中国的合成生物技术。近年来，中国在合成生物领域取得了令人瞩目的进步，特别是在营养健康补剂和抗衰老方面有很多创新突破。合成生物技术通过基因工程和细胞生物学的方法，能在“微生物工厂”中生产各种功能性成分，为我们提供了更高效、更纯净的营养补剂选择。

我这些年有幸走遍各地，看到很多国内的科研机构、原料工厂如何把这项技术应用到抗衰老补剂的研发和生产中。比如，辅酶Q10实现水溶性改良，透明质酸开发出大小分子协同增效配方，麦角硫因、重组胶原蛋白、L-硒甲基硒代半胱氨酸等通过微生物技术实现高效生产，大大降低了获取成本……这些技术突破让抗衰补剂的功效与安全性达到全新高度。

我国的科技力量不仅让我们的选择更多元，价格更亲民，而且让我们站在世界的最前沿，享受最好的逆龄成果。看到中国在合成生物技术上的飞速发展，我发自内心地感到骄傲。中国制造不再是廉价的代名词，而是高品质、创新、全球领先的象征。

如何选择适合自己的逆龄产品和技术?

1. 了解自己的需求和状况

每个人的衰老问题都不一样，你要明确自己的皮肤状况、身体情况和抗衰需求。例如，要想美白，就选抗氧化的护肤品，前提是你的皮肤不是正在过敏；要想紧致提升，就选胶原蛋白产品。如果你的年纪比较轻，建议以温和的抗衰产品为主；如果你已经有明显皱纹、松弛，那可以在专业人员指导下尝试一些医美项目。

2. 选择科学证据支持的产品

抗衰老市场鱼龙混杂，你要学会看成分、看科学证据，不要盲目跟风。

真正的“优质”不在于价格标签，而在于与肌肤达成默契。选护肤品像谈恋爱，适配永远比完美重要。皮肤不需要全套护肤品，但需要精准的解决方案。如果有小样，建议从小样开始试用，观察皮肤反应。同时，无论做什么事情，还要对自己足够了解。要根据自己的肤质、生活习惯、季节等进行选择。记住这组公式：

精准识别需求+科学成分搭配+可持续养护=有效护肤。

3. 找专业机构做医美

医美项目效果虽然好，但必须谨慎选择专业机构，找有资质的医生操作。不要贪图便宜，去小美容院做一些没有认证的治疗，这样不仅没效果，还有可能损伤皮肤。很多人觉得面部整形只是打一针，其实风险是很大的。如果填充的材料不好，可能需要一辈子修复；如果出医疗事故，甚至会出人命。而且整形效果与医生的美商很有关系。所以，如果能通过自然手段变美，就不要选择动针；如果能选择动针，就不要选择动刀。20年来，我接触了近200万女性咨询者，我觉得每个人有自己独特专属的美。个护美容方案，更多的是将你自身的美丽放大即可。美丽是不应该被定义的，也不应该是一项流水线的工程。

4. 循序渐进，合理规划

抗衰老是一个循序渐进的过程，想要立竿见影的效果是不现实的。如果你对科技产品感兴趣，建议从温和、低风险的产品和技术开始尝试，看看效果，再慢慢调整。

逆龄是一场持久战，我们不是一夜之间变老，而是慢慢衰老的，所以逆龄也是要慢慢来的。现在有了前沿科技的加持，人们可以更加科学地对抗衰老，选择综合最优的逆龄方法，保持年轻态活力。希望你也能找到最适合自己的抗衰方案，不断探索，勇敢尝试！

结　语

亲爱的读者，合上这本书的最后一页，我想说的是，逆龄的秘诀其实不复杂。它不是吃几粒保健品，不是单纯的一种抗老精华，而是需要你的一份坚持、一份智慧，更需要你对自己身体和生活的热爱。

逆龄之路需要坚持和智慧

逆龄不是一个一蹴而就的目标，而是一条需要我们用坚持与智慧去走的长路。你可能会问，为什么要逆龄？逆龄不仅是一种让身体更健康、更年轻的方式，更是一种热爱生活、珍惜自己的态度。逆龄，是选择让自己在时间的长河中持续绽放光彩，不仅看起来年轻，更要活得自在、从容、通透。

要想逆龄，你需要有恒心。这条路上很多时候是在做“微小而不起眼”的改变：每天多做一次运动、多喝一杯水、多吃一份蔬菜、少熬一个夜。这些看似不起眼的小事情，日积月累，就是最深刻的改变。身体是不会撒谎的，你给它多少爱，它就会回馈你多少活力。当你看到镜子里的自己越来越有光彩，越来越年轻，你会发现，那些点滴的付出和坚持，是多么值得！

但光有坚持是不够的，逆龄之路更需要你有智慧。你需要明白身体是一个整体，每个系统都息息相关。逆龄不只是护肤、减肥，也不只是保养头发和关节，而是要用一种整体观去调理你的身体。每一个习惯的养成，每一次生活方式的调整，都应该是科学的、有智慧的。在这本书里，我分享了很多关于身体健康、皮肤保养、心态管理的方法，也许不是每一种都适合你，但你可以找到属于自己的逆龄之道，找到让你感觉舒适、愉悦的那条路。

逆龄之路的不同阶段，有不同的关注点，也有不同的挑战。二十多岁时，我们关心的是皮肤的光滑、身材的苗条，那是因为年轻时身体的新陈代谢快，细胞更新活跃。但随着三十岁、四十岁的到来，你会发现，皮肤开始松弛，头发不再乌黑，体力也逐渐不如从前。那时我们就需要转向更综合的调理：关注激素平衡、骨骼健康、心脏和免疫系统。我在书里强调过很多次，防大于治，年轻的时候就呵护自己的身体，才能在年纪渐长时，依然保持健康的状态。

逆龄不只是一种选择，更是一种生活态度

逆龄其实是一个自我发现的过程。你会慢慢了解自己的身体，了解它的需求和变化，然后去调整生活方式，去爱惜和呵护它。在这个过程中，你会学会和自己好好相处。逆龄是学会在快节奏的生活中，找到属于自己的那份宁静和规律；是在一地鸡毛的日子里，依然愿意为自己花时间、花心思，去找到更好的自己。

逆龄之路也需要心灵的成长。很多人觉得，只有外在的年轻才叫逆龄，但其实心态上的年轻更为重要。要保持对生活的好奇和热情，不让烦恼和琐事磨平了对世界的好奇心和探索欲。每一个笑容，每一次体验，都是在滋养你的心灵，也是在延缓心灵的老化。当你用一种轻松愉悦的心态去生活时，整个人都会变得“轻盈”，不被年龄的数字所绑架，才能活得更洒脱、更从容。

逆龄的秘诀，就是活出生命力。不管你是三十岁、四十岁，还是五十岁、六十岁，只要身体健康，心态年轻，就能一直活得明亮、热情、有力量。要学会爱自己，要学会为自己活得精彩。不管工作多忙、家庭多累，都要给自己留出一份时间和空间。去锻炼身体，去调理饮食，去放松心情，让自己的身体和心灵都得到滋养。

在写这本书的过程中，我一直在想，如果我60岁了，会希望生活是什么样子？我希望我能有一个“夕阳红爱妃旅行团”（爱妃是我对粉丝的昵称），带着一路陪伴我成长的伙伴们，去喜欢的地方旅行。我们会去看海、晒太阳、穿比基尼、品美食、喝美酒，放肆

笑，尽情闹，一起活出生命中最灿烂的模样，心无挂碍。

这一切需要我们从现在开始好好保养自己，去经营一个好皮囊、好骨骼、强大的心肺，用健康和美丽来支撑自己未来的每一步。你或许觉得逆龄是很难的一件事，但其实不是，只要你愿意付出一点时间和精力，会发现身体是可以被调理、被滋养的，它会变得越来越好。那是一种生命力之美，一种超越了年龄和时间的健康和活力。

这本书里涵盖了太多我想对你说的话，不要嫌我唠唠叨叨像个“钟妈”。真心希望你也从此刻开始，认真对待自己的身体，爱护好每一个细胞、每一块肌肉、每一根骨骼。我很在意你，很感谢生命中的每一个相遇，希望我们能一起走下去，走得很远。愿你无论处于什么年龄段，都能绽放夺目的灿烂，拥有无穷的生命力，活出最年轻的自己，活出独一无二的闪耀人生！

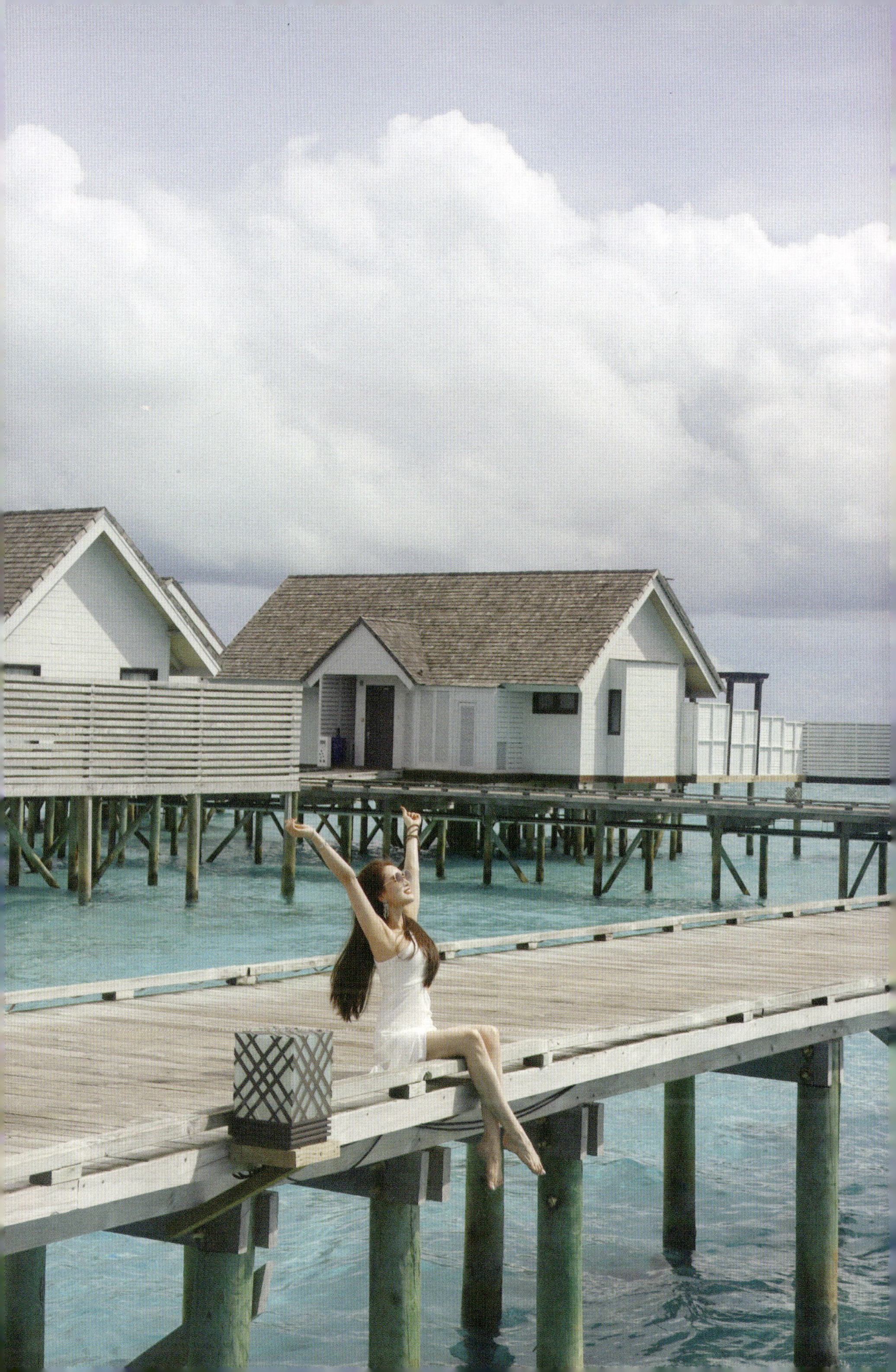

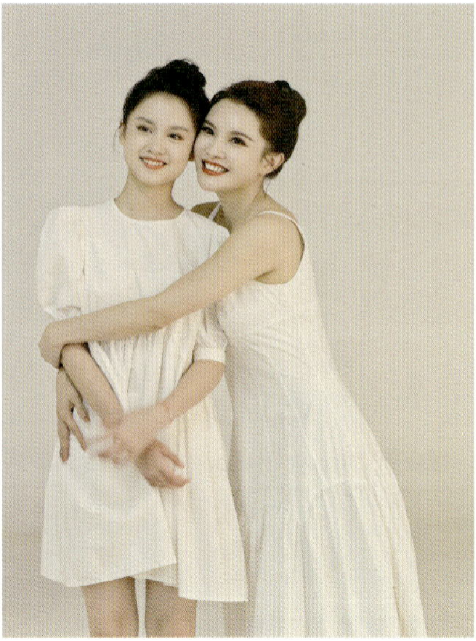

和大女儿

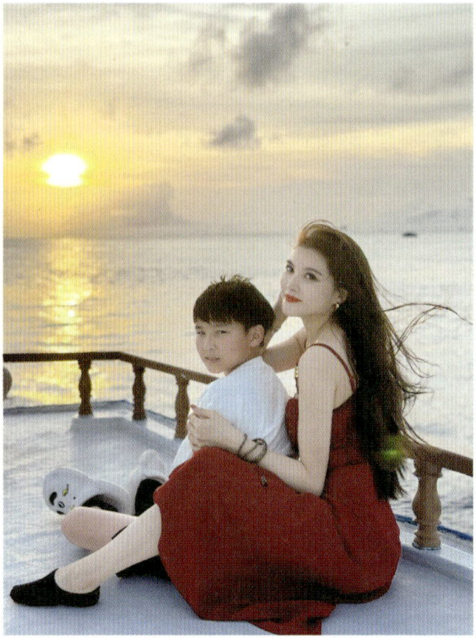

和小儿子

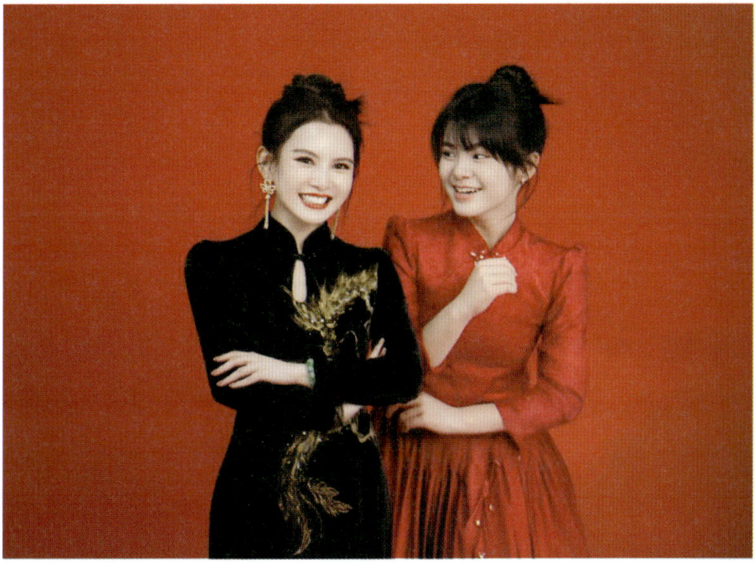

和二女儿

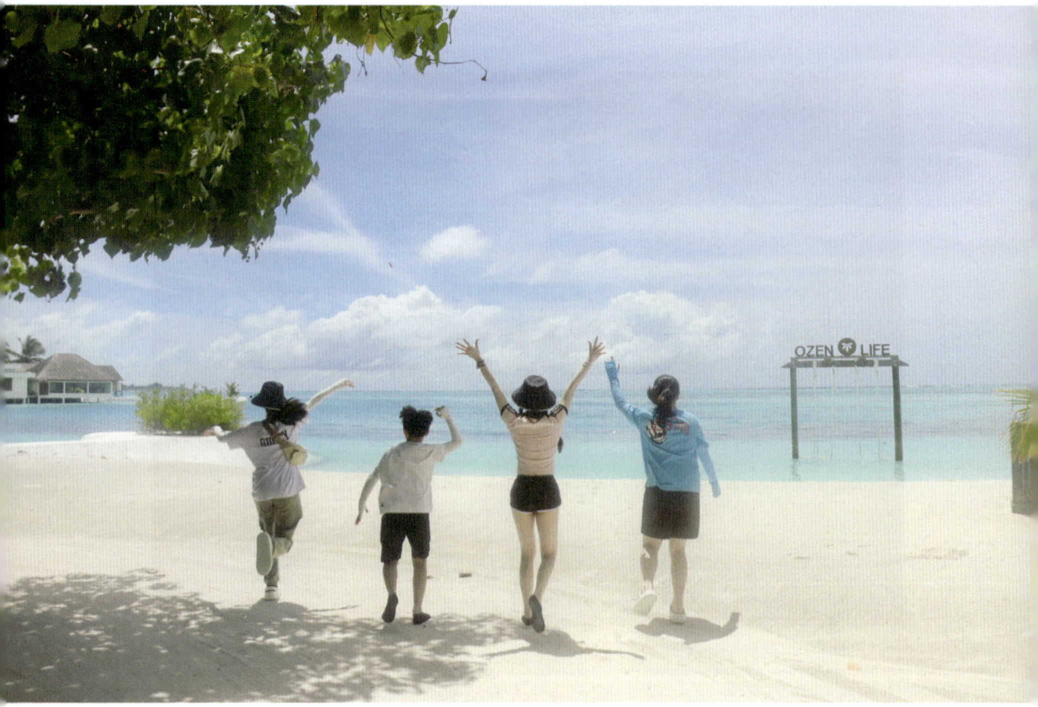

和三个孩子奔向大海